成人矯正に必須の
歯周治療
PERIODONTAL THERAPY
適切な矯正歯科治療を行うために

下野正基　大坪邦彦 編著

橋本貞充　二階堂雅彦　牧野　明
熊谷靖司　塩浦有紀　山岸貴美恵 著

医歯薬出版株式会社

⦿ 編集・執筆

下野正基 東京歯科大学名誉教授
大坪邦彦 東京都・大坪矯正歯科医院

⦿ 執筆（執筆順）

橋本貞充 東京歯科大学生物学研究室
二階堂雅彦 東京都・二階堂歯科医院
牧野　明 富山県・まきの歯科医院
熊谷靖司 東京都・熊谷歯科医院
塩浦有紀 東京都・熊谷歯科医院
山岸貴美恵 長野県・谷口歯科医院

This book was originally published in Japanese
under the title of：

SEIJINKYOSEI NI HISU NO SHISYUCHIRYO
—TEKISETSUNA KYOUSEISHIKACHIRYO WO OKONAU TAMENI
（Periodontal therapy required for orthodontic treatment in adult patients）

Editors：

SHIMONO, Masaki
　Professor Emeritus, Tokyo Dental College

OTSUBO, Kunihiko
　Otsubo Orthodontic Clinic

© 2019 1st ed.

ISHIYAKU PUBLISHERS, INC.
　7-10, Honkomagome 1 chome, Bunkyo-ku,
　Tokyo 113-8612, Japan

序　文

　近年，矯正治療を希望する成人が増えています．成人の約80％が歯周病に罹患しているといわれておりますので，程度の差はあれ，成人矯正患者の大半が歯周病を有していることになります．このことから，歯周病のリスクをもった成人の矯正治療には，矯正歯科専門医と歯周病専門医との密接な連携のもと，矯正治療の前・中・後の全期間にわたる一貫した歯周治療およびケアが重要であると認識されています．同時に，歯科医師および歯科衛生士が共有できる矯正治療と歯周治療に関する最新情報が記載された著書も求められてきました．

　そこで今回，「成人矯正に必須の歯周治療」を包括的に解説する目的で本書を企画しました．本書は，矯正治療と歯周治療に関する①基礎，②臨床，③ケアの3つの編から構成されています．具体的な章としては，「歯周組織の仕組み」「歯の移動と歯周組織」「歯周組織にやさしい矯正力」「鼎談：矯正治療における歯周ケアの重要性」「歯周治療と矯正治療〜インターディシプリナリーアプローチ〜」「矯正治療を行う患者への歯周治療のポイント」「歯周組織を改善する矯正治療」「矯正治療における歯科衛生士の関わり」「歯肉の変化への対応」について解説しました．読者の理解を助けるため平易かつ簡明な記述を心がけ，写真・イラストを多用してわかりやすい内容となるように努めました．本書が成人の矯正治療および歯周治療に携わる歯科医師および歯科衛生士の臨床において，エビデンス基づく有用な情報となれば幸いです．読者諸賢の忌憚のないご意見・ご批判をいただきたいと思っております．

　最後に，本書出版にあたり，ご協力いただいた執筆者の皆様に深く感謝の意を表します．また，出版の企画にご理解とご協力を賜った医歯薬出版株式会社の関係各位に心より御礼申し上げます．

2019年9月

下野正基

大坪邦彦

成人矯正に必須の歯周治療
適切な矯正歯科治療を行うために

第 I 編　基礎編

CHAPTER 1　歯周組織の仕組み……… 8
~マクロの目から，ミクロの構造と機能を理解する~
橋本貞充

CHAPTER 2　歯の移動と歯周組織……… 28
下野正基

CHAPTER 3　歯周組織にやさしい矯正力……… 44
~矯正用ワイヤーの基礎知識~
大坪邦彦

第 II 編　臨床編

CHAPTER 1　鼎談 矯正治療における歯周ケアの重要性……… 58
下野正基・牧野　明・大坪邦彦

CHAPTER 2　歯周治療と矯正治療……… 74
~インターディシプリナリーアプローチ~
二階堂雅彦

CONTENTS

CHAPTER 3 矯正治療を行う患者への
歯周治療のポイント ……… 92

牧野　明

CHAPTER 4 歯周組織を改善する矯正治療 ……… 108

大坪邦彦

第 III 編　ケア編

CHAPTER 1 矯正治療における
歯科衛生士の関わり ……… 130

熊谷靖司・塩浦有紀

CHAPTER 2 歯肉の変化への対応 ……… 142

山岸貴美恵

索引 ……… 154

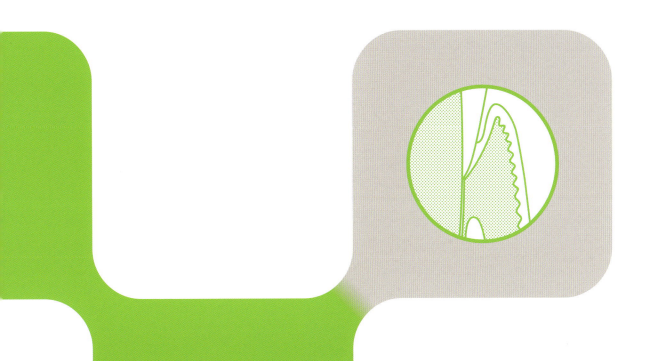

第 1 編 基礎編

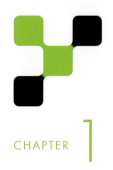

歯周組織の仕組み
~マクロの目から，ミクロの構造と機能を理解する~

CHAPTER 1

橋本貞充　SADAMITSU HASHIMOTO
東京歯科大学生物学研究室

歯肉を被覆する上皮組織

1 角化上皮・錯角化上皮・非角化上皮

　臨床的には角化歯肉と非角化歯肉に分けることがあるが，角化あるいは非角化とはどのようなものを指すのだろうか．組織学的には，口腔粘膜は重層扁平上皮で覆われており，①顆粒層と角質層をもつ正角化上皮，②顆粒層や角質層がない錯角化上皮，および③非角化上皮に分けられている．

(1) 正角化上皮

　皮膚に代表される一般的な重層扁平上皮には，明瞭な角質層をもつ正角化がみられる．基底膜上に円柱状（実際には多角柱）の基底細胞が一列に規則正しく並ぶ基底細胞層（基底層），上部には無数の細胞突起（細胞間橋）によって互いに強く結合する有棘細胞層（有棘層）がある．表層近くでは，細胞の形態は丈が低く細胞内にケラトヒアリン顆粒をもつ顆粒層（顆粒細胞層）となって，表層ではさらに扁平で細胞核が消失した無核の角質層（角化層）を形成する（図1）．

　口腔粘膜では通常，正角化がみられるのは咀嚼粘膜の付着歯肉および硬口蓋前方部といわれるが，付着歯肉は錯角化上皮となることが多い．その他，特殊粘膜に分類される舌背は，糸状乳頭には味蕾がなく，厚い角質層をもつことから，正角化に分類される．

(2) 錯角化上皮

　付着歯肉などにみられ，顆粒層の消失と表層細胞への細胞核の残存を特徴とする．顆粒層と角質層をもたないため，錯角化では，基底膜上から基底細胞層，有棘細胞層，中間層，表層の4つの層に分けられている．錯角化では表層細胞の細胞核が萎縮し，ヘマトキシリンに濃く染まる（濃縮核）．

(3) 非角化上皮

　口腔の被覆粘膜にみられ，一般的には歯槽粘膜や頬粘膜，口唇，舌下面，口腔底，軟口蓋などが非角化上皮として分類されている．錯角化上皮と同様に，基底細胞層，有棘細胞層，中間層，表層の4つの層に分けられているが，表層の細胞の細胞核には萎縮はみられない．

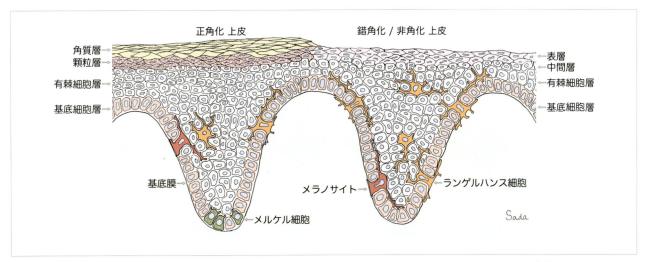

図1　重層扁平上皮には，角化して重層化するケラチノサイトの細胞間隙に，非角化細胞のランゲルハンス細胞，メラノサイト，メルケル細胞の3つの特徴的な機能をもつ細胞がある

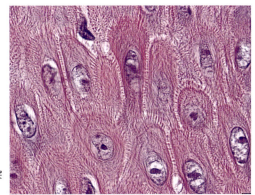

図2　重層扁平上皮の有棘層の組織像（HE染色）
上皮細胞はデスモゾームで繋がる無数の細胞突起（細胞間橋）で互いに強く結合する

　錯角化上皮と非角化上皮は基本的に同じ構造をとっており，細胞骨格のケラチン線維の組成により区別される．実際には，口腔粘膜の大半は錯角化を示しており，非角化といえるものは少ない．

2　重層扁平上皮を構成する4つの細胞

　重層扁平上皮は，角化して重層化するケラチノサイト（角化細胞）が上皮の90%を占めるが，残りの10%はケラチノサイトの細胞間隙にある非角化細胞で，ランゲルハンス細胞，メラノサイト（色素細胞），メルケル細胞の3つの特徴的な機能をもつ細胞がある．

(1) ケラチノサイト

　①ケラチン線維とデスモゾームによって細胞同士が互いに強く結合することで，外力に対して物理的な抵抗力を発揮し，②顆粒層上部の角質細胞間脂質（セラミドやコレステロール）とタイト結合による生理学的透過性関門，③上皮細胞の迅速なターンオーバーと表層からの剥離，の3つからなるバリア機構によって外敵の侵入や体液の流出を防いでいる（図2）．

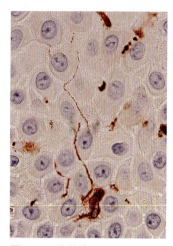 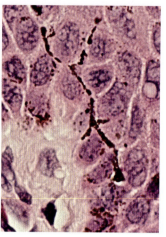 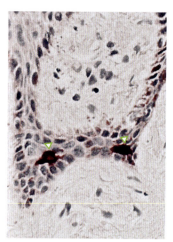

図3 口腔粘膜のランゲルハンス細胞（S-100蛋白免疫組織化学染色）
上皮の細胞間隙に樹枝状の突起を伸ばすランゲルハンス細胞が，茶色の色素で染め出されている

図4 口腔粘膜のメラノサイト（HE染色）
茶色のメラニン色素をもつメラノサイトが，細胞間隙に樹枝状の突起を伸ばしている

図5 口腔粘膜のメルケル細胞（CK20免疫組織化学染色）
メルケル細胞が基底層に近い上皮の細胞間隙にみられる（▽）

（2）ランゲルハンス細胞

ケラチノサイトの細胞間隙には，強い抗原提示能をもつランゲルハンス細胞が樹枝状の細胞突起を網目のように伸ばしており，上皮の細胞間隙を通って侵入した外敵を捕捉し，その抗原情報を認識する．そして，リンパ節まで移動してナイーブ・ヘルパーT細胞に抗原提示を行い，細胞性免疫と体液性免疫を活性化して生体を防御している（図3）．

（3）メラノサイト

ケラチノサイトの細胞間隙にある樹枝状の突起をもつ細胞で，メラニン色素を産生し，茶色の微小なメラニン顆粒を周囲のケラチノサイトに送り込むことで，粘膜に色を付ける（図4）．

（4）メルケル細胞

重層扁平上皮の基底層にある触圧覚を受容する小さな卵形の細胞で，機械受容器として，触刺激を求心性の感覚神経に伝えている（図5）．

3 口腔粘膜上皮の防御機構

口腔粘膜は，表面を被覆する厚さ200μmほどの角化重層扁平上皮と，上皮下の線維性結合組織からなっており，上皮層は基底膜を介して互いに強く結合している．

（1）上皮細胞の細胞間結合

重層扁平上皮を構成するケラチノサイトは細胞内に豊富なケラチン線維をもつ．隣接するケラチノサイト同士は，ケラチン線維束からなる無数の細胞突起（細胞間橋）を伸ばしデスモゾームを介して互いに強く結合しており，摩擦力に対して強い抵抗性を示し

CHAPTER 1　歯周組織の仕組み〜マクロの目から，ミクロの構造と機能を理解する〜

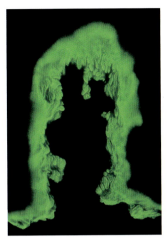

図6　口腔粘膜の基底膜の強拡大像（ラミニン免疫蛍光染色）
基底膜を標識することで，上皮（上部）と結合組織（下部）との境界が微小な細胞突起で複雑に嵌合しているのがわかる

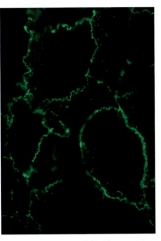

図7　ラット口腔粘膜のタイト結合（オクルディン免疫蛍光染色）
ラット歯肉の重層扁平上皮の上部に，上皮細胞の形に沿って，オクルディン抗体で標識されたタイト結合が網目状にみられる

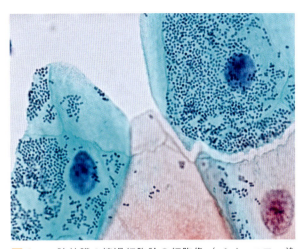

図8　口腔粘膜の擦過細胞診の細胞像（パパニコロー染色）
重層扁平上皮は，最表層が多量の口腔内細菌を付着させたまま剥落していく．核の残存した錯角化上皮の最表層細胞には，おびただしい数の球菌が付着している

ている．さらに結合組織では，細胞内のケラチン線維が，接着タンパク（インテグリン$α_6β_4$など）と基底膜を構成するラミニンやⅣ型コラーゲンなどの細胞外マトリックスを介して，結合組織のⅠ型やⅢ型コラーゲンなどの膠原線維と結合している（図6）．

（2）上皮の生理学的透過性関門

重層扁平上皮では，顆粒層の上部で細胞間隙が狭窄してデスモゾームが密になり，細胞間にセラミドやコレステロールなどの角質細胞間脂質が分泌されて間隙を閉鎖する．さらに，隣接する細胞間を縫い合わせるようにして閉鎖するタイト結合が網目状に形成されることで，外部環境と内部環境とを明確に境界し，外敵の侵入や体液の流出を防いでいる（生理学的透過性関門，図7）．

（3）上皮の剥落

角質層では，細胞核と細胞内小器官が消失して無核となり，細胞質内にはケラチン線維が凝集して扁平な細胞となっていく．さらに角質層の最表層では，リパーゼなどにより角質細胞間物質が分解されるとともに，プロテアーゼによって細胞間接着が壊されることで，角化細胞が剥離する．表層に付着した多量の口腔内細菌とともに表層細胞が剥落していくことで，口腔内細菌の定着を防いでいる（図8）．

（4）上皮のターンオーバー

重層扁平上皮では，基底細胞層あるいは傍基底細胞層にある上皮の組織幹細胞が自己複製するとともに分化細胞（娘細胞）を産生し，新しく生まれた娘細胞が有棘層から顆粒層，角質層に変化して脱落していく．このターンオーバーの時間は，皮膚では一般的におよそ45日であるのに対して，口腔粘膜では9〜12日とより早くなっている．

第 I 編　基礎編

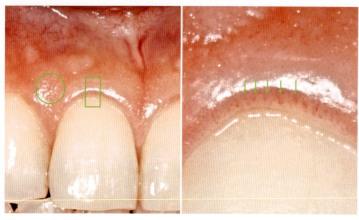
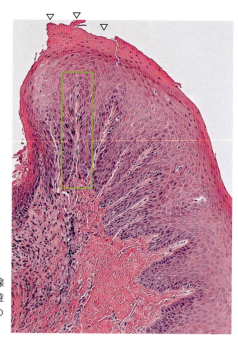

図9　健康な歯肉のルーペ像（左）と遊離歯肉の拡大像（右）
遊離歯肉は内面と外面が上皮に覆われるため，透明感があり，赤い点状となったループ状の毛細血管（矢印）が確認できる．付着歯肉は歯頸部歯根面と歯槽骨面に付着し，スティップリング（○）が観察される

図10　健常な19歳の遊離歯肉および付着歯肉部
歯肉の頂部は，内側の歯肉溝上皮と外側の歯肉口腔上皮に挟まれたわずかな線維性結合組織（黄緑枠）の中に，ループ状の毛細血管が走行する．このように遊離歯肉は内外を上皮で被われて膠原線維が少ないため透明感がある．歯肉縁の頂部では，錯角化上皮の表層が肥厚している（▽）

歯肉の構造と機能

　歯はセメント質と歯根膜を介して歯槽骨に植立し，歯冠は口腔粘膜の角化重層扁平上皮によってつくられる何重ものバリア構造を貫いている．そのため，歯肉上皮が付着上皮となってエナメル質に付着することで，歯と口腔粘膜との隙間を閉鎖して，外界と境界している．

　歯肉は，遊離歯肉，付着歯肉，歯槽粘膜の異なった構造と機能をもつ，3つの領域から構成される．

1　遊離歯肉の構造

(1) 遊離歯肉

　遊離歯肉は幅1mmほどの歯肉縁の領域で，およそ歯肉溝の部分に相当するといわれている．エナメル質表面とは付着せず歯面から遊離して，狭い歯肉溝をつくっている．歯肉溝内面を覆う歯肉溝上皮と外側の歯肉口腔上皮とに挟まれた薄い線維性結合組織があり，その中にループ状になった細い毛細血管が並んでいる（図9, 10）．遊離歯肉は，内外両面を上皮で覆われ，結合組織が薄いため，肉眼的には透明感がある．歯肉に炎症が起こると，歯肉縁部まで入り込んだループ状の毛細血管が拡張するため，臨床的に遊離歯肉の部分が帯状に発赤するのが認められる．歯肉溝は実際の健康な歯肉では，ごく浅くなっていることが多い．

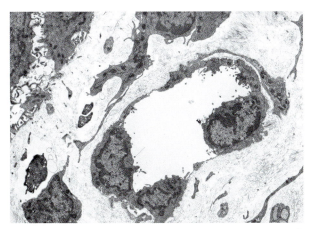

図11 付着上皮直下の有窓性毛細血管の透過型電子顕微鏡像（ラット歯肉）
血管壁が薄くなった部分には多数の小孔が観察される．これらの小孔や細胞間のタイト結合を通り，血漿成分や好中球が歯肉溝から口腔内へと流れ出す

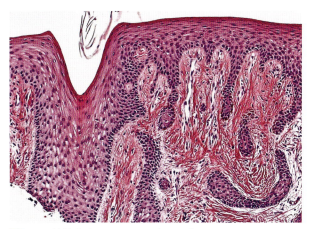

図12 付着歯肉のスティップリング
スティップリングは上皮層が陥凹したもので，上皮直下の膠原線維束が根面と歯槽骨面まで垂直に伸びている

（2）有窓性毛細血管と歯肉溝滲出液

歯肉の毛細血管は，付着上皮直下で毛細血管床をつくりながらループ状になって遊離歯肉の頂部に入り込んでいる．この毛細血管は有窓性で，内皮細胞に覆われた薄い血管壁の小さな穴を透過した血漿成分が，好中球とともに付着上皮の細胞の隙間を通って歯肉溝底から歯肉溝滲出液となって常に口腔内へと流れており，外部からの起炎性物質の侵入を阻止していると考えられる（図11）．

（3）遊離歯肉溝

一般的には，遊離歯肉と付着歯肉は遊離歯肉溝によって分けられ，遊離歯肉溝の位置は歯肉溝底の位置を反映しているといわれているが，臨床的に遊離歯肉溝が確認できない歯も多く，歯肉溝底と遊離歯肉溝の位置についても明確な関連はみられない．

2 付着歯肉の構造

（1）付着歯肉

付着歯肉の表面には，スティップリングと呼ばれる直径0.1～0.4 mmの凹みがあり，上皮直下の膠原線維が直接，歯頸部歯根面のセメント質および歯槽骨表面の骨膜と結合することで歯肉を固定し，直上にある上皮性付着を守るため，不動性の組織となっている（図12）．

付着歯肉には唾液腺組織や脂肪組織がなく，歯槽粘膜などに比べて膠原線維が多いことから不透明となっている．付着歯肉は角化上皮といわれるが，組織学的には錯角化を示すことが多い．

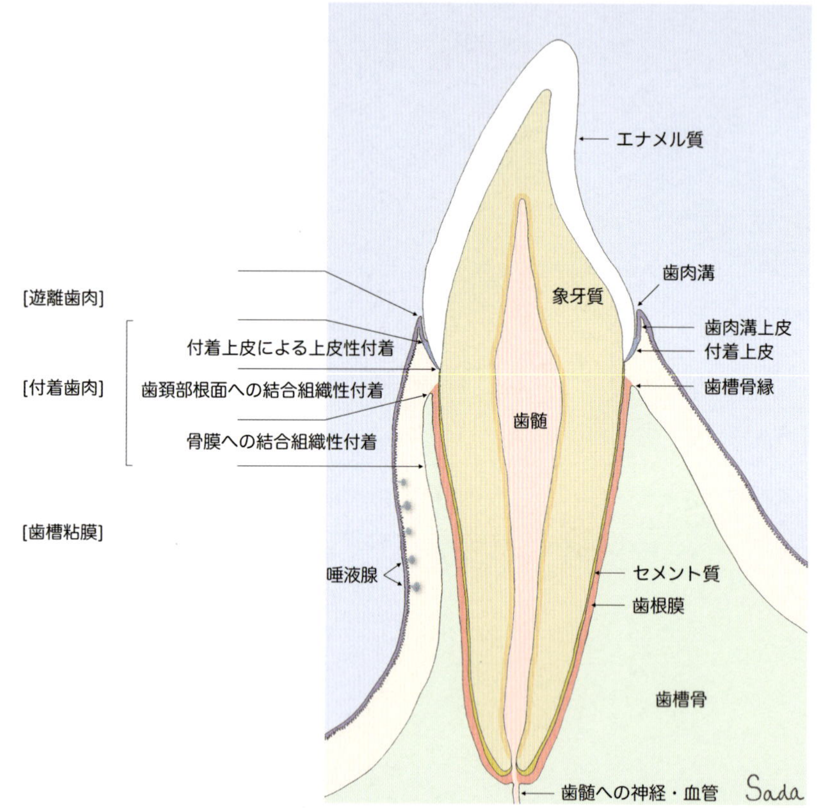

第 I 編　基礎編

図13　付着歯肉は，①付着上皮によって歯頸部のエナメル質に接着する上皮性付着部，②歯頸部歯根面のセメント質と歯肉上皮下の膠原線維を直接繋げる結合組織性付着部，③歯槽骨表面の骨膜と歯肉上皮下の膠原線維を直接繋げる結合組織性付着部，の3つの領域に区別される

（2）付着歯肉の3つの付着構造〜上皮性付着と結合組織性付着〜

　付着歯肉は，組織構造の違いから3つの領域に分けられる（図13）．
　①付着上皮（接合上皮）によって歯頸部のエナメル質に接着する上皮性付着部
　②歯頸部歯根面のセメント質と歯肉上皮下の膠原線維を直接繋げる結合組織性付着部
　③歯槽骨表面の骨膜と歯肉上皮下の膠原線維を直接繋げる結合組織性付着部
　付着歯肉が歯頸部の歯根面および骨膜と強く結合することで，咀嚼に伴う歯槽粘膜の伸展や食物による物理的な傷害から，付着上皮による上皮性付着のバリアを保護していると考えられ，付着歯肉が確保されていることが健康な歯肉の維持に重要となってくる．

3　歯槽骨縁上歯肉組織と生物学的幅径

　生物学的幅径（Biologic Width，Biological Width）とは，健常歯肉では，①付着上皮による上皮性付着の幅（セメント−エナメル境から歯肉溝底までの垂直距離：約1mm）と，②歯槽骨縁上の結合組織性付着の幅（セメント−エナメル境から歯槽骨縁までの垂直距離：約1mm）の合計約2mmは，生理学的に常に保たれているという臨床的な考え方である（図14）．また，歯肉溝の幅（約1mm）を加えて，歯槽骨縁から歯肉縁までの距離（約3mm）とすることもある．

　これらの値はあくまで計測値の平均値であり，実際にはかなりの幅があることから，近年では生物学的幅径に代わって歯槽骨縁上歯肉組織（Supracrestal Gingival Tissues）として捉えるようになってきている．

CHAPTER 1 歯周組織の仕組み〜マクロの目から，ミクロの構造と機能を理解する〜

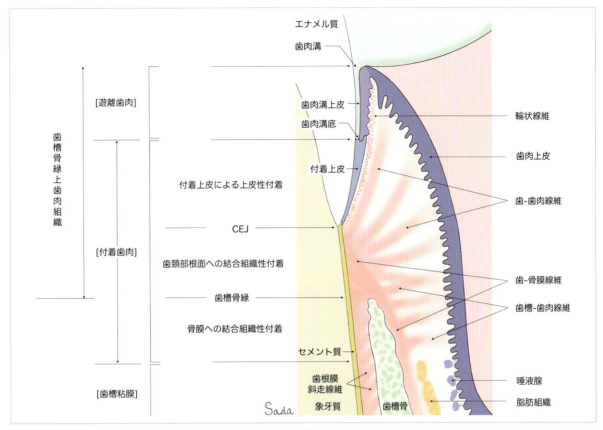

図14 歯槽骨縁上歯肉組織，生物学的幅径と歯周組織の線維
歯肉を構成する線維は以下の3つの領域に区別される．
① 遊離歯肉と付着歯肉の付着上皮による上皮性付着部は，歯肉縁と歯頸部に沿って平行に走行する輪状線維束によって歯面と接するように支えられている．
② 歯頸部歯根面のセメント質からは，歯肉の広い範囲に歯-歯肉線維群が拡がって歯肉の形態を保つとともに，歯-骨膜線維束によって歯槽骨の骨膜と強固に結びついている．
③ 歯槽骨縁や歯槽骨表面の骨膜と歯肉は，歯槽-歯肉線維束によって固定される

4 歯肉の線維群

歯槽骨縁上の結合組織性付着には，さまざまな方向に走行する線維束からなる5つの歯肉線維群があり，これらが歯肉の形態を保持している．
① 歯（歯頸）-歯肉線維：歯頸部歯根面のセメント質と歯肉上皮を繋ぐ膠原線維束で，付着歯肉として歯肉を歯に固定するとともに，歯肉の形態を保持する．
② 歯-骨膜線維：歯頸部歯根面のセメント質と歯槽骨表面の外骨膜を繋ぐ膠原線維束で，歯の挺出や動揺に抵抗する．
③ 歯槽-歯肉線維：歯槽骨表面の外骨膜と歯肉上皮を繋ぐ膠原線維束で，付着歯肉として歯肉を歯槽骨面に固定させ，上皮性付着を保護する．
④ 輪状線維：歯頸部周囲を輪状に取り巻く膠原線維束．付着上皮を直下で支えるとともに，遊離歯肉の形態を保持して歯に密着させる．
⑤ 歯間水平線維：隣接歯の歯頸部の歯根面同士を，歯槽頂部を越えて直接結びつける膠原線維束で，隣在歯同士での歯の動揺に抵抗する．

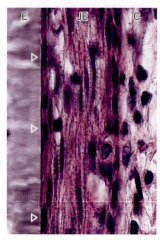 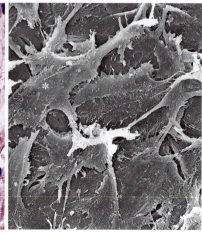

図15 付着上皮の組織像
付着上皮は扁平な十数層の細胞からなり，付着上皮の最表層細胞（DAT細胞，△）がエナメル質に付着する（E：エナメル質，JE：付着上皮，C：結合組織）

図16 抜去歯のエナメル質に付着する付着上皮の最表層細胞のSEM像
重層する扁平な付着上皮細胞（*）が多数の細胞突起で結合しながらエナメル質表面に付着している

5 付着上皮の構造と機能

　付着上皮は，口腔上皮とエナメル質を上皮性に結合させるために，真の非角化重層扁平上皮となっている．付着上皮の先端は常に歯頸部のセメント-エナメル境（CEJ：Cement Enamel Junction）にあり，最上部が歯肉溝底を形成する細長い二等辺三角形を形作っており，先端部では1～3層，上部では10～30層の扁平な付着上皮細胞が歯面に付着している（図15）．付着上皮は，歯の形成過程でエナメル質をつくり終えた退縮エナメル上皮が，口腔上皮とつながることで形成される．そのため，萌出直後の歯では，付着上皮はCEJ上部の歯冠を広く覆っており，萌出後の歯肉の成熟に伴って短くなり，成人では1mmほどの長さとなる．

(1) 付着上皮の接着

　付着上皮の基底細胞は外側基底板を介して歯肉結合組織と結合するのに対して，付着上皮とエナメル質との接合面では付着上皮最表層の細胞（DAT細胞：Epithelial Cells Directly Attached to the Tooth）が内側基底板のラミニン5（laminin-332/α_3, β_3, γ_2）を介して接着しながら歯冠側へと移動しており，他の部の口腔上皮に比べて非常に速いターンオーバーを示している．

(2) 付着上皮の防御機構

　付着上皮の細胞間隙には，有窓性毛細血管から歯肉溝底への歯肉溝滲出液の流れがあり，数多くの好中球が遊走する．そのため，口腔上皮の有棘細胞層と比較して，細胞同士を繋げる細胞間橋の密度は疎になっており，細胞間隙が拡大している．付着上皮は，エナメル質への接着を獲得するために，重層扁平上皮が本来もっている顆粒層上部のバリア機構をもつことができないので，細胞間隙を遊走する多数の好中球と抗菌作用をもつ歯肉溝滲出液の流れ，ランゲルハンス細胞の抗原提示により，傷害性刺激の侵入を防いで生体を防御していると考えられる．

(3) プロービングと付着上皮

　付着上皮では細胞間隙が拡大し，白血球が遊走しているため，細胞間結合は脆弱であり，付着上皮は外力によって容易に断裂する．この時，最表層の付着上皮細胞とエナメル

CHAPTER 1 歯周組織の仕組み〜マクロの目から，ミクロの構造と機能を理解する〜

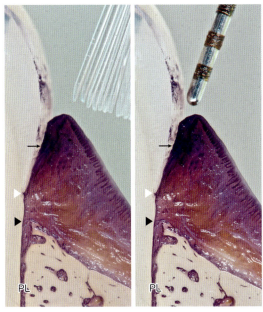

図17 20歳の下顎大臼歯部の正常な歯と歯周組織のルーペ像
ミクロメーターで計測すると，歯肉溝（矢印）の深さ：1.2 mm，付着上皮の長さ：1.2 mm，CEJ（△）から歯槽骨縁（▲）までの距離：0.8 mmで，歯槽骨縁上組織の幅はおよそ3 mmとなっている．歯根膜（PL）の幅はおよそ0.2 mmで，歯ブラシの毛先1本分の幅に相当する（左図）．付着上皮や歯肉溝と比較すると，歯周プローブの先端がいかに太いかがわかる（右図）

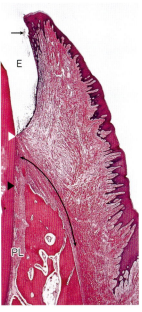

図18 少年期（10歳）の上顎切歯部の健常な歯肉の組織像
歯肉溝（矢印）はごく浅く狭小で，エナメル質（E）は広い範囲で菲薄な付着上皮で覆われており，上皮の先端はCEJ（△）にある．歯頚部歯根面のセメント質から歯槽骨縁（▲）と外骨膜を結ぶ，明瞭な歯-骨膜線維束（両矢印）がみられる

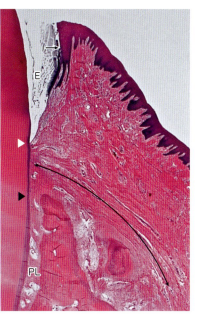

図19 53歳の上顎前歯部のほぼ健常な歯肉
付着上皮の先端はCEJ（△）にあり，歯肉溝（矢印）はごく浅く狭い．歯槽骨縁（▲）はCEJから1 mm以下の位置にあり，歯頚部歯根面のセメント質と歯槽骨の外骨膜を結ぶ幅広い歯-骨膜線維束（両矢印）がみられる

質表面との接合は強固であるため，付着上皮細胞が接合面から剝離することはなく，エナメル質側から数層のところで断裂する．エナメル質側に残ったDAT細胞は，結合組織側の基底細胞と同様に分裂増殖する能力をもっており，この内外2つの細胞層から速やかに上皮細胞が増殖して細胞間結合を再構築し，歯肉溝底へと遊走することで，付着上皮が再生される．抜去歯の歯頚部を走査電子顕微鏡で観察すると，DAT細胞とエナメル質側の付着上皮が層状となってエナメル質表面に付着し，残っているのがみられる（図16）．このようなことから，プロービング時においても付着上皮の断裂が起こるものの，エナメル質表面のDAT細胞と基底細胞から，速やかに付着上皮が再生されると考えられる（図17）．

(4) 付着上皮の先端の位置の変化

付着上皮の先端の位置はCEJ部にある．CEJ部のエナメル質はわずかに無細胞性セメント質で被覆され，CEJ直下には歯-歯肉線維および歯-骨膜線維の太くて強い膠原線維がある（図18, 19）．この歯根面の結合組織性付着が保たれていれば，付着上皮の根尖側への伸展は起こらない．

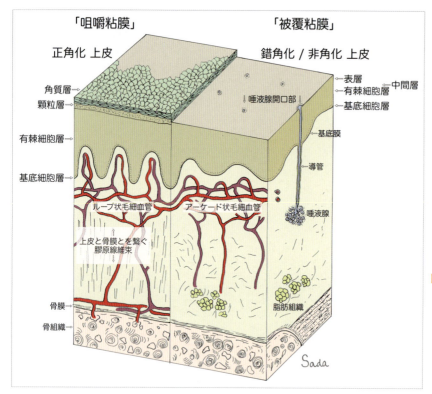

図20 咀嚼粘膜は，角質層をもつ正角化上皮で覆われ，上皮直下から伸びる膠原線維束で骨膜や歯根面と直接繋がっている．上皮直下にはループ状の毛細血管がある（左側）．被覆粘膜は，錯角化あるいは非角化の上皮で覆われ，上皮直下の結合組織中には脂肪組織や唾液腺組織があり，軟らかく可動性が高い（右側）

歯槽粘膜の構造

歯槽粘膜の上皮下の結合組織中には脂肪組織や唾液腺組織があり，歯槽骨の骨膜と上皮を直接繋ぐ膠原線維束がないため，軟らかく可動性があり，錯角化あるいは非角化の上皮を通して上皮下の毛細血管の走行が観察できる（図20）．歯槽粘膜と付着歯肉とは，歯肉歯槽粘膜境（粘膜歯肉境）により分けられている．

歯根膜の構造と機能

歯根膜は幅約 0.15〜0.38 mm の膠原線維束からなる組織で，歯根膜の主線維と，セメント質あるいは歯槽骨の中に入り込んでいるシャーピー線維によって，歯と歯槽骨とを強固に結合している（図21）．歯根膜の幅は，矯正治療に伴う歯の移動や，加齢に伴う歯根セメント質の肥厚に際しても破骨細胞による骨吸収と骨芽細胞による骨形成の改造機転により，常に一定の幅を保っている．一般的には，若年者では細胞に富んで幅が広く，加齢に伴って細胞や主線維が少なく歯根膜の幅が狭くなる傾向がある（図22）．

1 歯根膜を構成する細胞

（1）歯根膜の線維芽細胞

歯根膜の線維芽細胞は，他の組織の線維芽細胞と比較して高い活性を示しており，膠原線維の産生と分解を活発に行って，歯根膜の膠原線維を常に新しく作り替えている．また，歯根膜には膠原線維束のほか，弾性線維のオキシタラン線維がある．

CHAPTER 1 歯周組織の仕組み～マクロの目から，ミクロの構造と機能を理解する～

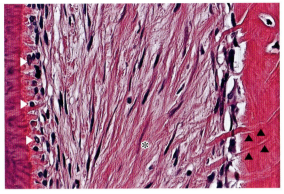

図21 少年期（10歳）の歯根膜の組織像
若年者の歯根膜は細胞に富んでおり，無細胞性セメント質の表面（左）から伸びるシャーピー線維の間にセメント芽細胞（△）が規則正しく配列している．歯槽骨面（右）には多数の骨芽細胞がみられ，主線維（＊）から続く太いシャーピー線維（▲）が歯槽骨深部にまで入り込んでいる

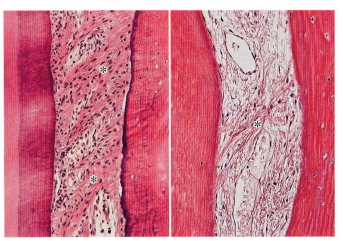

図22 歯根膜の加齢変化
左図：成人（49歳）の歯根膜．歯根膜の主線維（＊）が根面の無細胞性セメント質と歯槽骨を繋いでいる．
右図：高齢者（80歳）の歯根膜．高齢者では，歯根膜の細胞は少なくまばらで，主線維（＊）の膠原線維束もわずかである

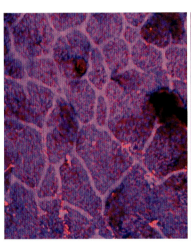
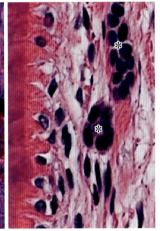

図23 マラッセの上皮遺残の免疫蛍光染色による共焦点レーザー顕微鏡像
抜去歯の歯根面を包むマラッセの上皮遺残の網目がサイトケラチンの免疫蛍光染色で赤く染色されている

図24 マラッセの上皮遺残の組織像
組織切片では，マラッセの上皮遺残（＊）は歯根面近くの歯根膜内に，上皮細胞の集まりとしてみられる

（2）マラッセの上皮遺残

　歯根膜組織の中にはマラッセの上皮遺残と呼ばれる，粗い網目状の上皮のシートが歯根を包み込むように存在している．これは歯根の形成過程で，エナメル上皮がヘルトヴィッヒ上皮鞘となって歯根の概形を決定した後，セメント質を形成するセメント芽細胞が歯根膜から分化・遊走し，歯根表面に付着するのを助けるために，歯根面から離れて網目状に断裂したもので，歯根膜中に常に存在する（図23, 24）．

　生涯にわたって常に添加し続けるセメント質と，骨代謝によって常に骨吸収と骨新生を繰り返す顎骨との間に，ヘルトヴィッヒ上皮鞘をもつ歯根膜組織が存在することで，歯と歯周組織の関係が維持されている．

2 歯根膜と歯の萌出

　歯根膜を構成する膠原線維はほとんど伸縮しないが，歯根膜細胞は細胞質にアクチン

第 I 編　基礎編

線維が豊富で，平滑筋に似た性質をもっており，筋線維芽細胞とよばれる．フィブロネクサスとよばれる構造で周囲の膠原線維束と結合しながら歯根膜細胞が収縮することで，萌出力や牽引力を生み出していると考えられている．

3 歯根膜の由来

歯根膜は，歯の発生時にみられる歯胚を構成する歯小嚢に由来することから，歯根膜細胞は膠原線維をつくるだけでなく，セメント質をつくるセメント芽細胞や歯槽骨をつくる骨芽細胞にも分化することができる．そのため，歯根膜が一度消失すると，新たに歯根膜をつくり出すことは難しく，他の結合組織では代替できない特殊な線維組織であるといえる．

4 歯根膜の感覚

歯根膜は痛覚や触圧覚を受容する感覚器としての働きがあり，歯根膜にかかる力の変化を敏感に感知して，開口反射を起こしたりする．歯根膜に分布する神経終末は根尖側に多く，自由神経終末のほか，機械受容器で樹枝状の分枝をもつルフィニ神経終末などがみられる．

セメント質の構造

セメント質には，無細胞性セメント質，セメント細胞を封入した細胞性セメント質がある．セメント質は，吸収と添加を繰り返して骨量を維持する歯槽骨とは異なり，吸収は起こらず，ゆるやかではあるが生涯にわたって常に添加され，肥厚する．セメント質の厚さは歯頚部よりも根尖側で厚く，60歳代では10歳代の3倍になるとの報告もある．臨床的にみられる歯根の肥大は，病的なセメント質の肥厚によるものである（図 25）．

1 無細胞性セメント質

無細胞性セメント質は，歯頚部から歯根の 1/3〜2/3 にみられ，セメント質表面にセメント芽細胞が配列する（図 26）．セメント質内への細胞の封入はなく，シャーピー線維が密に埋入され，歯根面から斜め上方に規則的に伸び出す歯根膜主線維に繋がっている（図 27）．無細胞性セメント質の厚さは，歯頚部ではおよそ 50 μm で，根尖側になるほど厚く，200 μm 程度になるといわれている．

2 細胞性セメント質

細胞性セメント質は，根尖側の 1/2〜1/3 の部分と臼歯の根間中隔にみられ，セメント細胞を封入した層板構造を示す．根面にあるセメント芽細胞がセメント質の形成に伴ってセメント質内に埋入し，セメント細胞になっていく（図 28）．細胞性セメント質の厚さはさまざまで，厚い場合は 1 mm 以上になることもあり，病的な場合はさらに厚みが増大する．

CHAPTER 1 歯周組織の仕組み〜マクロの目から，ミクロの構造と機能を理解する〜

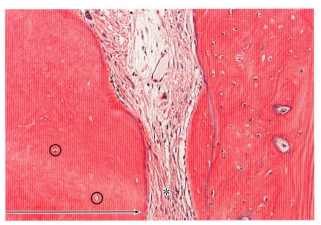

図25 高齢者（80歳）にみられるセメント質の肥大
歯根肥大では，セメント細胞（○）を封入した細胞性セメント質（左側，矢印）が増生する．歯根膜の主線維は不明瞭で，歯根膜（＊）の幅も狭くなっている

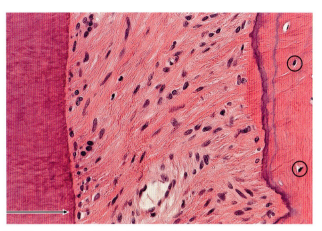

図26 成年期の健常な歯根膜の組織像
歯根膜は細胞に富んでおり，層状に積み重なった無細胞性セメント質（左側，矢印）と骨細胞（○）をもつ歯槽骨（右側）とを繋ぐ歯根膜主線維の走行が明瞭にみられる

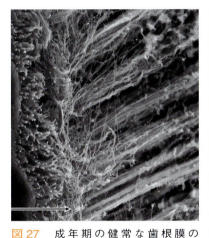

図27 成年期の健常な歯根膜のSEM像
無細胞性セメント質（左側，矢印）から斜め上方に規則的に伸び出す，多数の細い膠原線維束（歯根膜主線維）が観察される

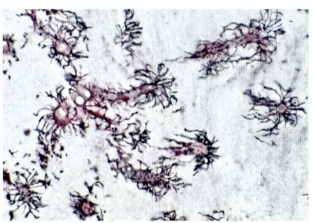

図28 細胞性セメント質の銀染色像
セメント質に封入されたセメント細胞が染色される

3 修復セメント質

外力などで，破歯細胞によるセメント質や象牙質の吸収が起きた場合，欠損部は新生セメント質により修復され，新しくつくられたシャーピー線維による歯根膜主線維との結合が再構成される．細胞性セメント質からなるこのような新生セメント質を修復セメント質という．

4 セメント粒

歯根膜内（遊離性，壁着性）や，セメント質内（介在性）に埋入される球状の石灰化物で，同心円状の構造を示す無細胞性セメント質からなり，加齢に伴って増加する．

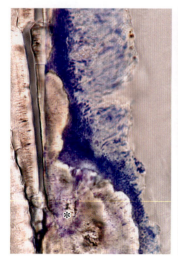
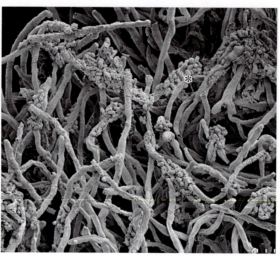
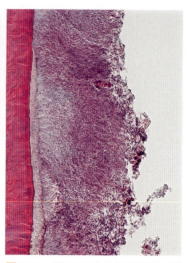

図29　歯頸部エナメル質表面に形成された歯石とバイオフィルム
エナメル質表面の歯石の断面にはヘマトキシリンに染色される細菌成分（＊）が混在する

図30　歯冠部に形成されたバイオフィルムのSEM（走査型電子顕微鏡）像
長い線状の菌の表面に球菌が付着し，コーンコブ（＊）を形成している

図31　ポケット内の露出根面に形成された歯肉縁下のバイオフィルム
セメント質に変化はみられず，バイオフィルム深部のセメント質表面では層状の石灰化がはじまっている

歯周炎と歯周組織の変化

　歯周炎に伴って，歯槽骨縁上歯肉組織に炎症が波及すると，歯根面の結合組織性付着が破壊されて組織の欠損が起こり，付着上皮が根面を被覆しながら根尖側へと移動・伸展するようになる．

1　バイオフィルム

　バイオフィルム（デンタルプラーク）は，細菌とそれが産生するレクチンや粘着性の菌体外多糖体などからなり，1 mm³中に500種類を超える細菌が10^8個存在するといわれている（図29）．唾液には酸素が含まれていることから，表面にあるのは好気性や微好気性細菌の層で，深部には酸素の有無にかかわらず生存できる通性嫌気性細菌が存在し，バイオフィルムの成熟に伴って深部の嫌気性細菌の割合が増加する．そして，酸素の乏しい歯周ポケット内の歯肉縁下のバイオフィルムは，嫌気性のグラム陰性桿菌が主体となる．

2　歯肉縁上の細菌

　成熟した歯肉縁上のバイオフィルムでは，長い線状の *Fusobacterium nucleatum* や *Corynebacterium matruchotii* の表面に，連鎖球菌（*Streptococcus*）が付着したコーンコブ（corn-cob）を形成しているほか，放線菌や乳酸桿菌などがみられる（図30）．

CHAPTER 1 歯周組織の仕組み〜マクロの目から，ミクロの構造と機能を理解する〜

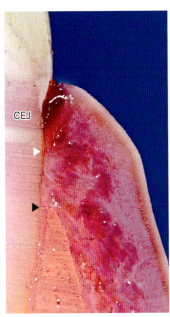
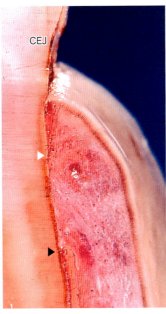

図32 歯肉退縮を伴わない初期の慢性歯周炎のルーペ像
歯肉縁の位置は変わらないが，付着上皮が根面を伸展して浅いポケットが形成されており，歯槽骨縁（▲）が根尖側にある

図33 歯肉退縮と歯根露出を伴う慢性歯周炎のルーペ像
根面は露出しており，ポケット上皮と長い付着上皮によって根面と接している．長い付着上皮の先端（△）と歯槽骨縁（▲）との距離は離れている

3 歯周病原細菌

歯肉縁下のバイオフィルムの主体を占めるのは偏性嫌気性細菌で，歯周病原細菌のレッドコンプレックスである①*Porphyromonas gingivalis*（*P. g.* 菌），②*Treponema denticola*（*T. d.* 菌），③*Tannerella forsythensis*（*T. f.* 菌），侵襲性歯周炎の原因となる④*Aggregatibacter actinomycetemcomitans*（*A. a.* 菌），⑤*Prevotella intermedia*（*P. i.* 菌），⑥長い菌体の *Fusobacterium nucleatum*（*F. n.* 菌）などがある（図31）．

4 プラーク性歯肉炎と慢性歯周炎

(1) プラーク性歯肉炎

歯肉炎の大半はプラーク性歯肉炎で，炎症が歯肉に限局し，アタッチメントロスが起こっていないか，あったとしてもわずかで，炎症が深部に進行していない状態をいう．歯根膜の破壊や歯槽骨の吸収はみられないが，付着上皮が根面を深部に伸びる場合は，炎症により歯頚部の歯-歯肉線維や歯-骨膜線維が一部断裂することになる．正常な歯肉では結合組織に面する付着上皮の基底面は平坦であるが，歯肉の炎症に伴って，付着上皮では鋸歯状の上皮脚が網目状に結合組織側へと伸長するようになる．

歯肉炎に伴う歯肉の発赤と腫脹は，毛細血管の拡張により血管透過性が亢進し，浮腫と好中球を主体とする炎症性細胞が浸潤することで起こる．

(2) 慢性歯周炎

慢性歯周炎では，歯周病原細菌の感染による炎症が深部に波及し，歯根膜組織の破壊と歯槽骨の吸収によりアタッチメントロスが起こり，歯周ポケットの形成と歯根面の露出がみられる（図32，33）．

23

第Ⅰ編 基礎編

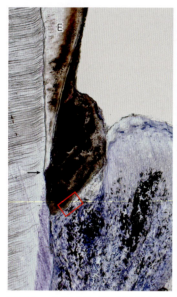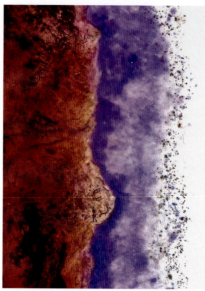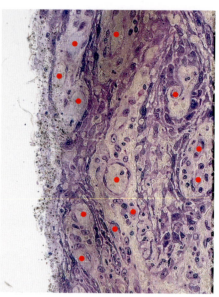

図34　CEJ部に縁下歯石がある歯の非脱灰研磨標本
非脱灰研磨標本ではエナメル質（E）が保存されており，CEJ部（矢印）からエナメル質の表面に歯石の形成がみられる．□部を拡大すると，歯石の表面にはバイオフィルムがあり，これと接するポケット上皮は網状となって細胞間隙が拡大し，上皮直下には著明な毛細血管（●）の増生・拡張と好中球の浸潤がみられる

　歯周ポケットの内部には，歯周病原細菌の細菌塊と，生体防御のためにこれらの細菌を貪食・攻撃しようとする好中球やマクロファージを主体とした白血球がバイオフィルムに向かって遊走する．露出歯根面や歯根面に形成された歯石の表面を覆うバイオフィルムが常にポケット上皮と接することで，炎症が長期にわたり継続する．
　ポケット内面を被覆するポケット上皮直下には，著しく拡張した幼若な毛細血管と多数の好中球の浸潤がみられる（図34）．一方，ポケット上皮の深部では，肉芽組織の形成とともに膠原線維が増生し，リンパ球主体の慢性炎症が継続する．

5　ポケット上皮の脆弱性と出血

　上皮直下の毛細血管から滲出した多量の白血球が，デスモゾームによる上皮細胞の細胞間結合を壊しながら遊走するため，ポケット上皮の細胞間隙は著しく拡大して脆弱となる．ポケット内面には微小な潰瘍や膿瘍の形成がみられ，毛細血管が増生し拡張する．菲薄なポケット上皮は上皮脚を結合組織内へと網状に伸ばしている．そのため，プローブを挿入すると，容易にポケット上皮の断裂と拡張した毛細血管の破綻が起こり，ポケット内からの出血を引き起こす．

6　歯周ポケットと膿瘍形成

　炎症巣に浸潤する好中球やマクロファージは寿命が短く，細菌や異物を貪食した後は，細胞膜が壊れて自己融解し，自身の細胞質に詰め込まれたリソソーム中のタンパク分解酵素が周囲組織へと放出され，歯周組織を破壊していく．
　化膿性炎に分類される膿瘍は，炎症巣に多数の好中球が集まることで，炎症の進行に

伴って組織が破壊（液化壊死）し，膿瘍腔を形成するもので，歯周ポケットから排出される粘稠性のある黄緑色の膿には，細菌塊とともに細菌を貪食した好中球が多量に含まれている．

7 炎症の消退と瘢痕組織の形成

潰瘍や膿瘍部の破壊された組織は，炎症の消退とともに異物として貪食などによって吸収除去される．欠損した組織は直後に肉芽組織の新生により補填されるが，やがて周囲の健常な組織が再生して治癒する．しかしながら，組織欠損が大きい場合には，これらの肉芽組織は炎症の消退後も硬い瘢痕組織として残存する．歯肉組織の退縮も，このような瘢痕収縮によって起こる．

8 いわゆる硬い歯肉と柔らかい歯肉

一般的に，毛細血管の拡張と好中球を主体とした炎症性細胞の浸潤が中心となる初期の炎症や急性炎症では，歯肉は赤く柔らかく，浮腫性となっており，炎症の消退とともに，元の組織に類似する形態で治癒する．一方，長期間にわたって急性炎症を繰り返してきた歯肉では，炎症によって機能的な血管の走行が壊れ，炎症による組織破壊と肉芽組織による組織欠損の補填と収縮が繰り返される．そのため，炎症消退後の肉芽組織の瘢痕・収縮により，瘢痕化した膠原線維からなる硬い歯肉となって歯肉が退縮する．

歯周組織の治癒の形態〜上皮性付着と結合組織性付着〜

歯周病に罹患後，歯周治療などによって露出歯根表面のバイオフィルムや変性したセメント質表面が除去されることで，露出根面には上皮組織と歯根膜組織が再生を開始する．深部では，残存した歯根膜組織から未分化な線維芽細胞や毛細血管とともに，セメント芽細胞や骨芽細胞が分化増殖し，新しい歯根膜を再生していく．一方，表層では上皮が創面を覆いながら露出セメント質に向かって再生し，創面を閉鎖する．伸展した再生上皮はセメント質表面に付着するようになり，付着上皮と同様の形態を示す，長い付着上皮を形成するようになっていく．

1 長い付着上皮による上皮性付着

歯周炎の治癒の過程で，露出歯根面上に形成される長い付着上皮の表層細胞（DAT細胞）は，露出セメント質表面との間に内側基底板とヘミデスモゾームによる接着機構を形成して強く接合するとともに，付着上皮と同様に歯冠側へ付着しながら遊走する（図35）．

2 新生セメント質による結合組織性付着

再生した上皮によって閉鎖された環境で，歯根膜由来の再生組織の間葉系幹細胞からセメント芽細胞が分化し，これらが露出根面に新たに新生セメント質を形成添加することで，シャーピー線維がつくられ，歯根膜組織を再建して，新しい結合組織性付着が形成されるようになる．

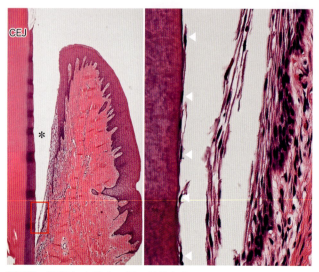 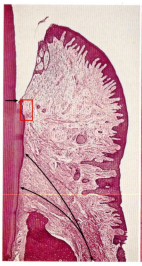 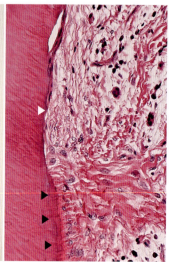

図35　退縮した歯肉の長い付着上皮
歯肉の結合組織は，血管が乏しく，膠原線維が増加して瘢痕組織となっており，いわゆる硬い歯肉の状態を示している．長い付着上皮がセメント質表面に付着しており，炎症は極軽度で，上皮直下の一部にわずかな炎症細胞の浸潤を認める（歯根面と上皮との間の裂隙（＊）は，標本作製時に歯肉が根面から剥離したもの）
□部を拡大像すると，機械的に上皮が断裂した後も，長い付着上皮の最表層細胞（DAT細胞，△）がセメント質表面と強く付着している

図36　56歳のほぼ健康な歯肉
歯肉縁部に軽度の炎症細胞の浸潤はみられるが，歯肉溝は浅く，付着上皮の先端は長い付着上皮となってCEJ（矢印）近くの歯根面に付着している．歯槽骨縁は下がっているが，歯根面は広く結合組織に覆われ，歯-骨膜線維（両矢印）の形成もみられる．
□部を拡大すると，根面に付着する長い付着上皮の先端部．長い付着上皮の先端部（△）では，歯根面に新生されたと思われる一層のセメント質（▲）があり，その表面ではシャーピー線維が膠原線維束と繋がっている

3　上皮性付着と結合組織性付着の変化

　根面に形成された長い付着上皮の細胞が根面上に付着しながら活発なターンオーバーを繰り返し，歯冠側へと遊走することで，やがて長い付着上皮が短くなっていく．組織欠損が少ない場合には，上皮の先端がCEJに戻って，付着上皮が再生されると考えられる．一方，長い付着上皮の歯冠側への移動に伴って，骨縁上組織が再生されるが，歯根膜組織の再生にはシャーピー線維の再構築が必要となる．長い付着上皮が接着し遊走した後の歯根面は清浄で，ラミニン5などの細胞外マトリックスが残されている．その表面に，残存歯根膜細胞から分化したセメント芽細胞が遊走し，シャーピー線維からなる新生セメント質の形成添加が起こる．そして，歯-歯肉線維および歯-骨膜線維が再構成されることで，結合組織性付着が回復し，骨縁上歯肉組織が再建されると考えている．

　顎骨の病理組織標本では，付着上皮の先端がCEJ部にあるにも関わらず，歯槽骨縁上の結合組織性付着部の領域が広くなっている症例に出逢うことがしばしばある（図36）が，これは歯周組織の治癒過程において，長い付着上皮の退縮と結合組織性付着の再生の速さに比べて，歯槽骨の形成が十分に進まないことによるものと考えられるのである（図37）．

CHAPTER 1 歯周組織の仕組み〜マクロの目から，ミクロの構造と機能を理解する〜

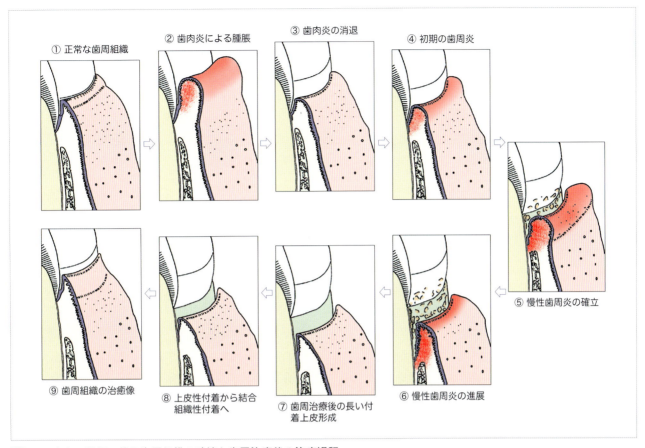

図37 炎症の進行に伴う歯周組織の破壊と歯周治療後の治癒過程
①正常な歯周組織：歯槽骨縁上歯肉組織の位置が保たれている．②歯肉炎による腫脹：歯肉炎では，毛細血管の拡張と滲出により浮腫が起き，歯肉縁部に発赤と腫脹がみられる．③歯肉炎の消退：バイオフィルムの除去により炎症が消退し，腫脹が消失する．歯肉縁部に限局した炎症では，付着上皮に変化はないか，上皮の根尖側への伸展があってもわずかである．④初期の歯周炎：炎症を繰り返すことでエナメル質との上皮性付着が壊れ，CEJ部から付着上皮が根面を少しずつ伸展する．⑤慢性歯周炎の確立：さらなる炎症によって，歯槽骨縁上歯肉組織が破壊されることで付着が喪失し，歯周ポケットが形成される．⑥慢性歯周炎の進展：急性の化膿性炎を繰り返すたびに，歯根膜の破壊と歯槽骨の吸収が起こり，ポケット内には強い炎症とともに毛細血管の拡張，潰瘍や糜爛の形成がみられる．⑦歯周治療後の長い付着上皮の形成：露出歯根面から起炎性物質が排除されると，長い付着上皮による上皮性付着が形成される．⑧上皮性付着から結合組織性付着へ：露出歯根面に形成された長い付着上皮は，ターンオーバーにより短小化する．歯根膜由来の細胞が露出根面にセメント質を新たに形成添加することで，シャーピー線維が再生し，歯根膜と歯槽骨が新生される．⑨歯周組織の治癒像：歯周組織が維持されることで，付着上皮の先端はCEJ部まで戻り，歯根面に結合組織性付着が再生される可能性がある．しかし，その場合でも歯槽骨縁の位置を元に戻すのは難しいと考えられる

文　献

1) 井出吉信ほか編著．新編・歯と口腔のビジュアルガイド．医歯薬出版，2019．
2) 下野正基ほか監．新編 口腔外科・病理診断アトラス．医歯薬出版，2017．
3) 下野正基ほか編．新口腔病理学．第2版．医歯薬出版，2018．
4) 脇田　稔ほか編．口腔組織・発生学．第2版．医歯薬出版，2015．
5) 下野正基．新編 治癒の病理．医歯薬出版，2011．
6) 清水　宏．あたらしい皮膚科学．第2版．中山書店，2011．
7) 奥田克爾．デンタルバイオフィルム．医歯薬出版，2010．
8) 川崎堅三監訳．Ten Cate 口腔組織学．第6版．医歯薬出版，2006．
9) 下野正基ほか訳．シュレーダー歯周組織．医歯薬出版，1989．

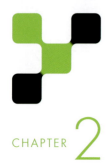

CHAPTER 2 歯の移動と歯周組織

下野正基 MASAKI SHIMONO
東京歯科大学名誉教授

　歯の移動というと矯正学的移動を思い浮かべるが，そのほかにも歯の萌出や歯周炎に伴う移動がある．本稿では，これら歯の移動について概説した後，矯正学的歯の移動による組織変化を，時間と移動量の関係，弱い力と強い力の違い，臨床的移動様式と最適矯正力などの視点から考察する．また，臨床的考察として，歯の移動のための歯周組織のリモデリング（細胞増殖，細胞死），歯根膜の幅センサー（恒常性維持機構），歯根膜細胞を活性化する矯正力，歯の移動からみた歯槽骨の特性，など矯正力と歯周病との関わりについても解説する．

歯の移動

　歯の移動には，矯正学的移動以外にも，①萌出前の移動，②歯の萌出に伴う移動，③萌出後の生理的な移動，④萌出後の異常な移動，および⑤歯周炎に伴う病的移動がある[1,2]．

1 萌出前の歯の移動

　顎骨中に発生した歯胚は，まず遠心方向に成長し，続いて狭い顎骨内で回転して垂直の位置となり，萌出する時は近心傾斜しながら移動する（図1）．

2 歯の萌出に伴う移動

　歯の萌出に伴う移動とは，発生学的な位置から咬合平面までの長軸方向への移動のことであり，歯肉を破って口腔内に萌出するのは萌出の過程のごく一面にすぎない．
　歯の萌出は，歯小嚢，エナメル器，周囲の歯槽組織などによって調節された複雑な過程といえる．歯が動くためには，組織破壊（骨，結合組織，上皮）と組織形成（骨，歯根膜，歯根）がバランスよく起きなければならない[1]．
（1）萌出に伴う歯の移動の機序（仮説）
　萌出に伴う歯の移動の機序に関しては，①骨のリモデリング，②歯根の成長，③血管の圧力，④歯根膜の牽引という4つの仮説が提唱されている．このうち，「歯根膜の牽引力によって歯は萌出する」という説が最も有力な説である[3]（図2）．

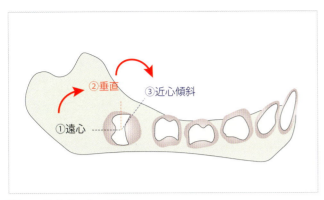

図1 萌出前の歯の移動
歯胚ははじめ①遠心方向に成長する．狭い顎骨内で回転して②垂直の位置となり，萌出するときは③近心傾斜しながら移動する

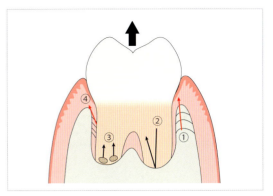

図2 歯の萌出に伴う移動に関する4つの仮説
①骨のリモデリング，②歯根の成長，③血管の圧力，④歯根膜の牽引

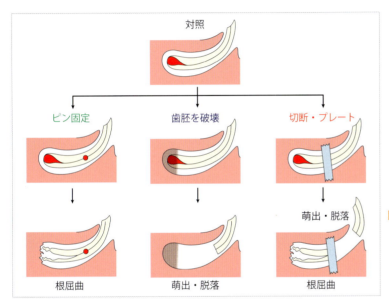

図3 萌出機序を示す模式図
齧歯類の切歯を用いた実験．A：ピンで固定すると根の屈曲，B：歯胚を破壊すると萌出・脱落，C：切断してプレートを挿入すると根の屈曲と萌出・脱落が起きた．このことから歯根膜が歯の萌出の主役であると考えられる（下野 2011[4]）より）

（2）萌出機序に関する実験

齧歯類の切歯では，歯胚が存在して常に歯の組織を形成し，持続的に歯を萌出させている．このような切歯の中央部を，歯胚や歯根膜に損傷を与えないようにピンで止めると，歯胚による持続的な歯の形成が起こっているにもかかわらず，歯は萌出しないで歯根が屈曲し，歯槽底部の骨は吸収される．また，歯胚に相当する歯根形成組織と血管を外科的に切除すると，歯の先端（遠心）部は萌出して脱落する．そして，歯を中央部で切断し，切断部に堅いプレートを挿入すると，歯根は屈曲し，先端部は萌出して脱落する．

以上のことから，歯の萌出には歯根膜組織で産生される萌出力が重要であると考えられる．つまり，歯根膜が歯の萌出の主役であるといえる[3,4]（図3）．

第Ⅰ編　基礎編

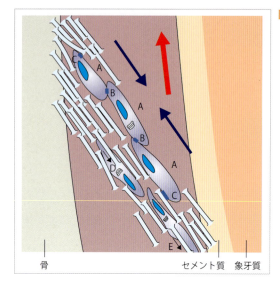

図4　歯根膜線維芽細胞のコラーゲン合成・分解と歯の萌出を示す仮説
歯根膜線維芽細胞（A）は線維芽細胞同士がデスモゾーム（B）によって結合している．また，線維芽細胞はフィブロネクチンを介してコラーゲンと結合し，フィブロネクサス（C）を形成している．歯根膜線維芽細胞は自らコラーゲンを合成し（E），それを貪食・分解している（D）．コラーゲン合成・分解によって線維芽細胞が収縮すると，収縮力はフィブロネクサスに集められ，歯根膜組織全体が収縮し（青矢印），歯は萌出する（赤矢印）（Ten Cate 1984[3]より）

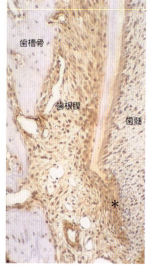

図5　歯根膜の筋線維芽細胞（アクチン免疫染色）
歯根膜内には大量のアクチンをもった線維芽細胞（筋線維芽細胞）が存在する．筋線維芽細胞の収縮によって歯が萌出するという仮説が提唱されている．アクチンは褐色に染色されている．＊：ヘルトヴィッヒ上皮鞘

（3）歯根膜の牽引エネルギーの源（牽引力はどのようにして産まれるのか？）

　歯根膜の線維芽細胞はコラーゲンや基質を産生するだけでなく，一度形成したコラーゲンを貪食・消化することができる．もし，この線維芽細胞それぞれが歯根膜中で連結していれば，歯根膜線維芽細胞がコラーゲンを合成・分解することによって，組織全体に収縮力が生まれると考えられている[3]（図4）．

　一方，歯根膜の線維芽細胞は大量のアクチン（筋収縮の主役タンパク）を保有していることが知られている．このような細胞は筋線維芽細胞と呼ばれ，歯の萌出の際に収縮して萌出力となる可能性が指摘されている[4]（図5）．しかし，牽引エネルギーの源がコラーゲンの代謝なのか，それとも筋線維芽細胞の収縮なのかについては結論が出ていない．

（4）歯の萌出に伴う歯周組織の変化

　顎骨の中で成長した歯（歯胚）は，スペースがなければ萌出（移動）できない．歯が移動するためのスペースはアポトーシス（プログラムされた細胞死）によって確保されている（図6）．

　歯の萌出の過程で，縮合エナメル上皮や骨吸収窩内の結合組織細胞の中にTUNEL陽性細胞（図7）およびアポトーシス小体（図8）が出現する．これらアポトーシスを起こしている細胞は，破骨細胞，骨細胞（骨基質が吸収されて裸になった細胞），骨芽細胞（骨の辺縁に存在する細胞），マクロファージであると考えられている．

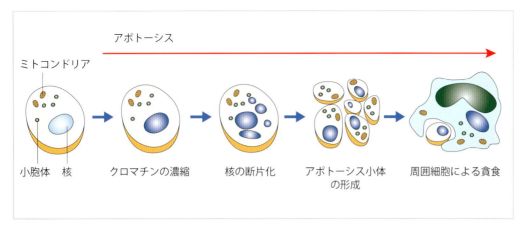

図6 アポトーシスを示す模式図
アポトーシスはプログラムされた細胞死ともいう．アポトーシスに陥った細胞の細胞小器官は無傷で，核が断片化し，アポトーシス小体が出現する．TUNEL法（免疫組織化学的検索）で陽性を示す（下野 2011[4]を改変）

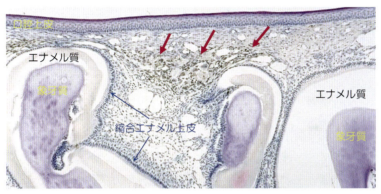

図7 TUNEL法によるアポトーシス
顎骨の細胞がTUNEL陽性を示して褐色に染まっている（赤い矢印）．アポトーシスを起こした細胞は破骨細胞，骨細胞，骨芽細胞，マクロファージである（Kanekoら 1997[5]より）

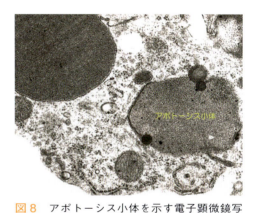

図8 アポトーシス小体を示す電子顕微鏡写真
アポトーシス小体はクロマチンに富む均質無構造物を含んでいる（Kanekoら 1997[5]より）

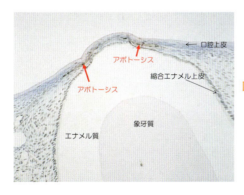

図9 縮合エナメル上皮と口腔粘膜上皮との癒合部のアポトーシス（TUNEL法）
歯が口腔に萌出する寸前の歯と口腔上皮を示す．縮合エナメル上皮と口腔上皮とが癒合する部にTUNEL陽性細胞（アポトーシスを起こしている細胞）（赤い矢印）が認められる（Kanekoら 1997[5]より）

　言い換えると，歯根が形成され歯が萌出するときに，歯胚が入った顎骨内にスペースが必要となり，単核球（マクロファージ）由来の破骨細胞が現れ，骨を吸収してスペースを確保する．その後，役目を終えた骨細胞，骨芽細胞，マクロファージがその場所に残ることになるが，これらの細胞はアポトーシスにより処理されることがわかっている．
　さらに，縮合エナメル上皮と口腔粘膜上皮との癒合部でもアポトーシスが起こっており，TUNEL陽性細胞やアポトーシス小体を確認することができる[5]（図9）．

3 萌出後の歯の生理的移動

萌出歯が咬合平面に達した後でも，①顎骨発育に伴う適合（順応），②持続的な咬耗の補填，③隣接歯同士の摩耗への適合により，歯は動く．

①の生理的移動は，10歳代後半まで続く顎骨の発育に対応して歯が動くもので，根尖部は下歯槽管から2〜3mm移動する．咬耗によって失われたスペースを埋めるために，歯は長軸方向に移動するが，咬耗は咬合面だけでなく，隣接歯のコンタクトポイントでも起こり，下顎では7mmを超えることもある．この隣接面の咬耗については歯の近心移動によって補われる[1]．

4 萌出後の歯の異常な移動

乳歯の早期喪失による隣接歯の近心移動により，永久歯の萌出路を塞ぐことがある．萌出嚢胞は萌出中の歯冠を嚢胞が覆うもので，歯槽粘膜に生じる．組織像は濾胞性歯嚢胞と同じである．小さな顎の場合，歯の叢生によって埋伏歯が生じる[1]．

5 歯の萌出と歯導帯（導帯管）

これまで歯の萌出には歯導帯（gubernacular cord）および導帯管（gubernacular canal）が関与していると考えられてきた．永久歯を包む歯小嚢は線維細胞性の組織で，線維性の索によって口腔粘膜の粘膜固有層と連絡している．この線維性の索には歯堤の上皮組織が含まれており，歯導帯と呼ばれている．歯導帯を通すための管が乳歯の舌側歯槽骨に認められ，これが導帯管である．永久歯萌出の際，導帯管が拡大されて萌出路の機能を果たすと考えられていた[1,3,6]．しかし，歯の萌出における萌出路としての歯導帯および導帯管の意義を支持する論文は1970年以後ほとんどみられない[7]．組織学的に導帯管は豊富な線維性結合組織を伴った歯堤の遺残物（本来吸収されるべき組織が誤って残存しているもの）であり，歯の萌出という生体のダイナミックな変化に関わっているとは考えにくい[1,3,6]．萌出路（スペース）確保の視点から言えば，アポトーシスの機序がより重要であると思われる[4,5]．

6 歯周炎に伴う病的移動

歯周病による歯の移動や動揺は，歯肉の腫脹・排膿および歯槽骨の吸収とともに主要な臨床症状であるが，プラークコントロールやルートプレーニングなど歯周治療を適切に行うと，歯の移動や動揺が改善されるだけでなく，移動した罹患歯が元の位置に戻ることが知られている．

このような症例では，歯は歯周ポケット部の反対に向かって挺出することが多い．移動する距離や方向については，歯周ポケットの深さ，残存する歯根膜（結合組織性付着）の量によって決まるようである[2]．歯の病的移動は，炎症の結果，歯槽骨の吸収，歯根膜の消失，歯槽上線維装置の消失が起こったためと考えられる[2,4]（図10）．また，元の位置に移動する機序についての詳細は不明であるが，歯槽上線維装置のコラーゲン線維束（特に環状・半環状線維群）が再生・再構築に関わっている可能性がある．

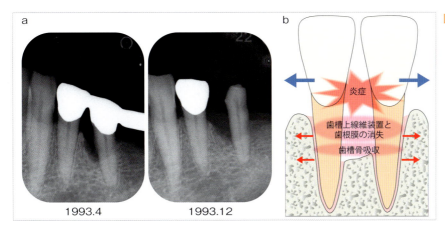

図10 歯周炎に伴う病的移動と改善に伴う再移動
a：歯周炎に罹患した歯に適切な歯周治療を行うと，歯の移動や動揺が改善される．このような症例では，歯は歯周ポケット部の反対に向かって挺出することが多い．写真提供：北川原　健先生（長野市開業）．
b：歯周炎に伴う病的移動を示す模式図歯の病的移動は，炎症の結果，歯槽骨の吸収・歯根膜の消失・歯槽上線維装置の消失が起こったためと考えられる（下野2013[19]を改変）

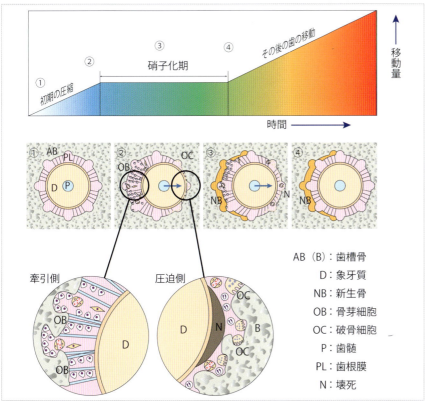

AB（B）：歯槽骨
D：象牙質
NB：新生骨
OB：骨芽細胞
OC：破骨細胞
P：歯髄
PL：歯根膜
N：壊死

図11 歯の移動と移動量を示す模式図
上段：移動量と時間を示すグラフ（①移動前，②初期圧縮の後，③硝子化期，④その後の移動の前，横軸：時間，縦軸：移動量）．
中段：組織変化（水平断）を示す模式図（①〜④は上段の時間軸の説明に対応する）．
下段：牽引側と圧迫側の拡大模式図（下野2008[16]より）

矯正学的歯の移動

1 歯の移動の時間，移動量，組織反応

　矯正学的歯の移動の時間，移動量，組織反応の典型的なパターンをグラフで示すことができる（図11）．力を加えると速やかに歯は移動し，その結果，歯根膜内に圧迫側と牽引側が生じ，歯根膜と歯槽骨の変化が起きる．歯が歯根膜の幅に相当する距離を移動すると，歯の移動は停止し，硝子化期となる．硝子化とは，光学顕微鏡的に細胞が消失した部分のことをいい，電子顕微鏡的にはこの部位は壊死と同じ状態である．

— 第 I 編 基礎編

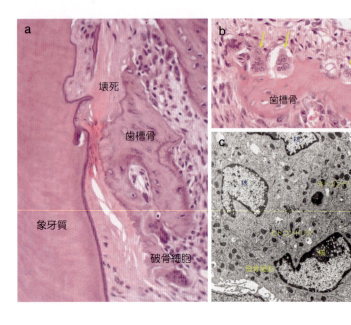

図12 圧迫側
圧迫側では破骨細胞によって骨は吸収される
 a：圧迫側の歯根膜は壊死に陥っている．骨髄側から破骨細胞が現れ，歯槽骨を吸収している（穿下性吸収）（下野2011[4]）より）．
 b：破骨細胞の拡大写真（HE染色）．歯槽骨の周辺に破骨細胞（黄色の矢印）が観察される．
 c：破骨細胞の電子顕微鏡写真．破骨細胞は細胞内に数個の核が存在する大きな細胞（多核巨細胞）である．ミトコンドリアが多数認められる

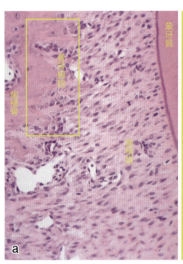
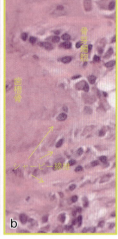
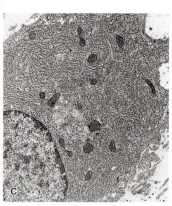

図13 牽引側
牽引側では骨芽細胞によって骨が添加される．
 a：牽引側では歯根膜線維が伸展される（下野2011[4]）より）．
 b：図aの黄色い枠で囲んだ部の拡大像．伸展したシャーピー線維に沿って骨芽細胞が増殖する．
 c：骨芽細胞の電子顕微鏡写真．骨芽細胞の細胞質には豊富な小器官が観察される

　歯の移動が停止している間，圧迫側では，壊死部の周囲および歯槽骨の骨髄側から破骨細胞や異物巨細胞が出現し，骨と壊死組織は吸収される．歯槽骨の表面から骨が吸収される場合を直接性吸収といい，壊死部の背後（骨髄側）から骨が吸収される場合を穿下性吸収という（図12）．

　牽引側では，伸展したシャーピー線維に沿って増殖した骨芽細胞によって骨が添加される．線維が密に存在している部では，扇状に骨の添加が起こる．これを拍車状骨添加という（図13）．一方，歯根膜の中央部では線維芽細胞が分裂・増殖し，形成された骨組織が拡大した歯根膜空隙を徐々に埋めていく．矯正力が減衰するに従って，骨芽細胞の数は減少し，セメント質の表面にセメント芽細胞が規則的に配列して，歯根膜空隙は移動前と同じ幅になる．歯根膜が生理的な状態に戻る10日ないし3週後には，再び歯は移動する[1]）．

CHAPTER 2 歯の移動と歯周組織

表1 弱い力と強い力の組織反応（Proffit 2013[8]を一部改変）

時間	弱い力	強い力
0〜2秒	歯根膜の液体圧縮，歯は歯槽窩内移動，歯槽骨にピエゾ電流	
2〜5秒	（圧）血管圧縮，（牽）血管膨張	（圧）血管閉塞
数分	血流・酸素分圧の変化	（圧）血液供給の停止
数時間	代謝（細胞活性・酵素レベル）の変化	（圧）細胞死滅
〜4時間	サイクリック AMP 上昇，細胞分化	
〜2日	破骨細胞・骨芽細胞，骨のリモデリング，歯の移動（直接性吸収）	
3〜5日		穿下性吸収
7〜14日		歯の移動（穿下性吸収）

歯の移動後の時間的経過に伴う変化．弱い力では直接性吸収が，強い力では穿下性吸収が引き起こされる

2 弱い力と強い力の組織反応

(1) 歯の移動の時間的経過

　Proffit らは，弱い矯正力と強い矯正力を与えた後，どのような組織変化が起こるかを時間的経過に従って考察している．それによると，弱い力が加わった数秒後，歯根膜内では圧迫側の血管が部分的に圧縮され，牽引側では膨張する．数分後には血流および酸素分圧が変化し，数時間後には代謝に変化が現れ，サイクリック AMP が上昇して細胞分化が起こる．2日目までには破骨細胞と骨芽細胞が出現して，骨のリモデリングが起こる．骨の吸収は直接性吸収で，歯は移動をはじめると述べている．一方，強い力を作用させた場合は，数秒後に圧迫側の血管閉塞が起こり，数分後には圧迫側の歯根膜への血液供給が絶たれる．そして，数時間後には細胞は死滅し，限局的な穿下性吸収が起こるのは早くても3〜5日後で，穿下性吸収による歯の移動は7〜14日後にはじまると考察している[8]（表1）．

　つまり，歯が動くためには破骨細胞が形成され，骨が吸収されなければならないが，直接性吸収と穿下性吸収では時間的経過に明らかな違いがある．弱い力の場合は骨表面全体に力が加わるので，壊死組織は形成されず，直接性吸収によって歯は滑らかに連続して移動する．これに対し強い力が加わると，広い範囲に壊死組織が形成され，穿下性吸収によって骨・壊死組織が吸収されるため，移動には多くの時間を必要とし，しかも階段状の移動を示すと考えられている（図14）．

(2) 強い力による壊死のまとめ

　より強い力によって圧迫側の歯根膜は広範囲にわたって壊死に陥る（図15-a）．歯がさらに移動するためには，壊死歯根膜および圧迫側の歯槽骨が除去されて，健常な歯根膜に置き換わらなければならない．広範囲の壊死組織は穿下性吸収によって除去されるため，硝子化期が延長し，歯の移動に長時間を要する（図15-b）．

　圧迫側の歯槽骨は破骨細胞によって，壊死歯根膜は異物巨細胞によって吸収される．破骨細胞も異物巨細胞も血液由来の単核細胞から分化した多核巨細胞であり（図15-c），

第 I 編　基礎編

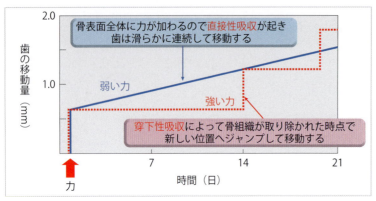

図 14　弱い力と強い力による歯の移動の時間的経過

弱い力では，骨表面全体に力が加わるので，直接性吸収が起き，歯は滑らかに連続して移動する．一方，強い力では，穿下性吸収によって骨組織が取り除かれた時点で，新しい位置へジャンプして移動する（Proffit 2013[8] を改変）

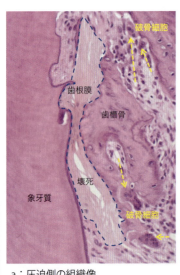

a：圧迫側の組織像
　歯根膜は壊死となり，破骨細胞が骨髄側の血管から遊走して，内側から骨を吸収している（穿下性骨吸収）

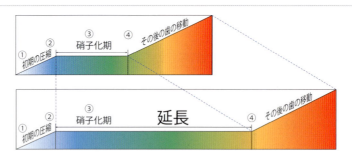

b：広範囲の壊死組織は穿下性吸収によって除去されるため，硝子化期が延長し，歯の移動に長時間を要することを示す模式図

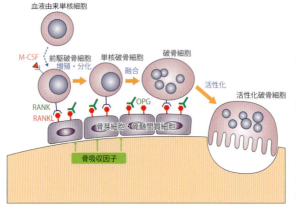

c：破骨細胞の分化を示す模式図
　破骨細胞は血液由来の多核巨細胞である．破骨細胞は壊死周囲には存在しないが，血管周囲に出現する．この破骨細胞が穿下性吸収によって骨・壊死組織を除去するので，歯の移動には長時間が必要となる

図 15　強い力による壊死

ともに強い貪食能によって異物を細胞内に取り込んで処理する．しかし，圧迫側の歯根膜は広い範囲に及んで壊死に陥っているので，その周囲には血管が存在しない．このため，圧迫側の歯槽骨や壊死歯根膜は歯根膜側から直接的に吸収されず，骨髄側からの穿下性吸収によって除去される．その結果，圧迫側の組織修復に長時間を要し，歯の移動は遅くなると考えられる[9]．

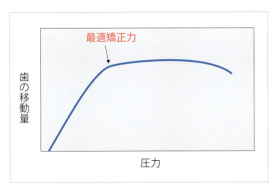

図 16 最適矯正力
「最大の反応を生じる最も弱い力（歯根膜に伝えられる圧力が反応曲線の平坦部にさしかかるところ）が最適矯正力である」と定義される．最適矯正力の大きさは，傾斜，歯体，圧下など歯の移動のタイプによって異なる（Proffit 2013[8]）より）

3 歯根膜の壊死を引き起こす矯正力

　歯根膜は同一の構造をもつ単相性の組織ではなく，細胞，線維，神経，脈管などの複雑な構造物からなり，その特性は引っぱり強さ，粘弾性，流体力学的制御にあり，リモデリングに関連する細胞の活性は高い．全体としては，歯根膜は粘弾性ゲルのようなはたらきをしていると考えられている[10]．

　生物学的に適切な矯正力は力の強さだけでなく，作用させる力の継続期間（持続的な力か，間歇的な力か），矯正力の作用方向，力の分布状態などによって異なってくる．したがって，複雑な構成成分からなる歯根膜組織に「何 g の力を与えた時は，このような組織変化を示す」という明確な説明をすることはなかなか難しい[11]．

　このような歯根膜に矯正力を与えると，前述のように圧迫された領域は壊死に陥る．これは完全な貧血と血管の破壊によるものと思われるが，実際にどのくらいの力を加えると，歯根膜の壊死が起きるのだろうか？　この点に関しては，古くからさまざまな研究が行われてきた．たとえば，歯を動かすのに必要な最小の力はわずか $0.5\,g/cm^2$ であると報告されている[12]．$15\,g/cm^2$ の力を歯に加えると，歯は移動し，脈波が消失する．この力を除くと，歯の位置は回復し，脈波も復帰することから，歯根膜内の小さな血管はこの程度の弱い力によって，血液が消失し流入（虚脱と回復）すると考えられる[13]．したがって，$15\,g/cm^2$ 程度の弱い力が歯根膜に加わっただけで，毛細血管の分布領域には小さな壊死が引き起こされてもおかしくない．また，$26\,g/cm^2$ を超える力は歯周組織の毛細血管を圧迫し，力のかかった部位は壊死に陥るという報告もある[14]．約 $500\,g/cm^2$ の力を与えると，圧迫側では貧血が生じるが，はじめは細静脈と毛細血管に起こり，力を増加させると動脈にも貧血が及ぶ．そして，中動脈の貧血が長時間に及ぶと広い範囲の壊死が生じると予測される[15]．また，ラット歯根膜の主動脈に貧血を起こす圧 $100\,g/cm^2$（100 mN）で 60 分間持続的な力を作用させると，不可逆的な血栓が形成されると報告されている[15]．

4 最適矯正力

　最適矯正力（至適矯正力）は「最大の反応を生じる最も弱い力（歯根膜に伝えられる圧力が反応曲線の平坦部にさしかかるところ）」と定義されている[8]（図 16）．

第 I 編　基礎編

表2　臨床的移動様式と最適矯正力（Proffit 2013[8]，古賀 1988[9]，下野 2008[16]）を改変）

移動様式	組織反応	最適矯正力（g）
①歯体移動	移動方向の歯根膜全体が圧迫側で，移動方向の反対は牽引側となる．根尖付近の一部が中間部である	70〜120
②傾斜移動	移動回転の中心は歯根の中にある．移動方向の歯槽骨頂部は強い圧迫側，根尖部は牽引側，回転中心付近は中間部となる．移動方向の反対では逆に根尖部が圧迫側，歯槽骨頂部は牽引側となる	35〜60
③挺出移動	歯根膜のほとんどが牽引側となる	35〜60
④圧下移動	歯根膜のほとんどが圧迫側，根中央部が中間部となる	10〜20
⑤回転移動	歯軸を中心に回転させるので，歯根は圧迫側，中間部，牽引側によって交互に取り囲まれる形となる	35〜60

最適矯正力の大きさは，歯の移動様式によって異なる

　咀嚼時，歯を噛みしめた時にも，わずかではあるが歯は移動する（支持組織の可塑性）．理論的には，歯の位置を決める生理学的な力と同じくらいの力，つまり支持組織の可塑性を利用する弱い力（最適矯正力）であれば，組織に傷害を与えずに歯を移動することが可能である．この条件下での変化は，圧迫側では①破骨細胞の分化，②破骨細胞による骨吸収，③歯根膜内のコラーゲン線維のリモデリングで，牽引側では①骨形成，②コラーゲン線維のリモデリングが起こる．

　具体的には「歯の矯正移動のための最適な力は，歯根膜の血管を完全に閉塞しないで，細胞を活性化するのに十分なレベル」ということである[8]．

5　臨床的移動様式と最適矯正力

　臨床的な歯の移動は，歯体移動，傾斜移動，挺出移動，圧下移動，回転移動などに分けられる．最適矯正力の大きさは，傾斜，歯体，圧下など歯の移動のタイプによって異なる．それぞれの移動様式と組織反応および最適矯正力は表2のようにまとめることができる[8,9,16]．なお，この表では，標準的な歯根，歯槽骨の状態での矯正力を表している．

6　垂直方向への歯の移動

(1) 歯の挺出移動

　挺出移動に伴って，移動した歯の歯頸部および根尖部の歯槽骨に骨添加が起きる（図17，18）．挺出した歯の付着上皮の位置は，健康な歯と同様にセメント-エナメル境（CEJ）にあるので（図17-a），歯を挺出することにより，歯周ポケット（生理的，病的ともに）は浅くなる（図17-b）．この現象を歯周治療に応用すると，歯周ポケットは浅くなるだけでなく，失われた歯槽骨を獲得できるので，その価値は大きく，歯周治療に歯の挺出を応用すべきである．

　骨の添加は酢酸鉛時刻描記法によって明示される[4,9,17]（図18）．

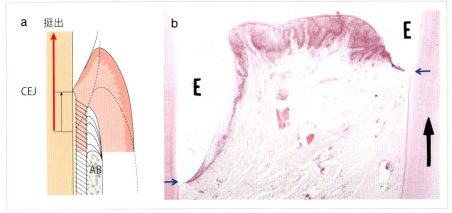

図17 歯の挺出移動
a：挺出移動の模式図：イヌの第2前歯にオープンコイルスプリングを付けて1〜4週間挺出させた．
b：挺出後の組織像（HE染色）：歯を挺出しても，付着上皮の先端はCEJに付着している（青い矢印）．挺出した歯（右側）の歯肉溝は無処置対照歯（左側）のそれより著しく浅くなっている．歯周治療に歯の挺出を応用すべきである（下野2011[4]）より）

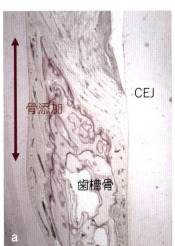
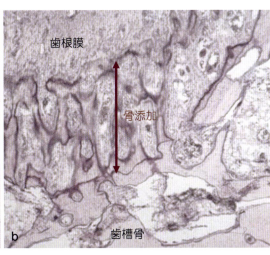

図18 挺出に伴う骨添加を示す組織像（酢酸鉛時刻描記法）
歯頸部（a）および根尖部（b）の歯槽骨が添加される（下野2011[4]）より）

（2）歯の圧下移動

　サルを用いて100〜200gの力で12週かけて2.5mm圧下すると（図19-a, b），付着上皮の先端は対照群と同様に，CEJに位置している．CEJを中心として組織の再構築が起こり，その結果，CEJと歯槽骨頂の距離およびCEJと歯肉頂の距離は，歯の移動の前後でほとんど変化がない[4,9,18]（図19-c）．

　つまり，歯を圧下移動しても，生物学的幅径は維持されるのである[19]（図20）．この現象を地面に杭を打ち込むのに例えていうと，通常は杭を打ち込むと地面から出ている杭の長さはだんだん短くなるが，圧下移動の場合は杭を打ち込むと，地面から出ている杭の長さは変化がなく，地面が沈んでしまうということになる[20]（図21）．

　健康な歯周組織をもつ歯を圧下移動しても生物学的幅径は保持されるが，歯周病に罹患した歯を圧下すると，プラークを歯周組織内に押し込むことになるので，歯周ポケットを深くするなど歯周病の症状を増悪させる．矯正治療の前にはプラークコントロールなど歯周病の管理を徹底的に行わなければならないが，圧下移動を行う場合は特に厳重な管理が必要である．

第I編 基礎編

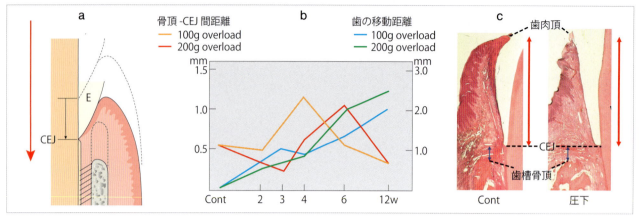

図19　歯の圧下移動
　a：圧下移動の模式図
　b：歯槽骨頂-CEJ間距離および歯の移動距離の経時的変化を示すグラフ．100〜200ｇの力で12週かけて2.5mm圧下した．
　c：圧下群と対照群の組織像（HE染色）．付着上皮の先端はCEJに位置している．CEJから歯肉頂までの距離も，CEJから歯槽骨頂までの距離もほとんど変化がない（下野2011[4]，二宮ら1986[18]より）

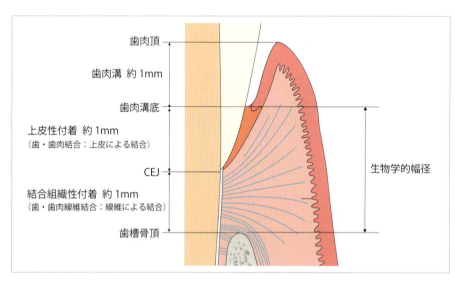

図20　生物学的幅径
生物学的幅径とは，歯槽骨縁上の付着上皮による結合（上皮性付着）と，歯・歯肉線維による結合（結合組織性付着）を合わせた約2mmの幅をいう（下野2013[19]を改変）

臨床的考察

歯の移動のための細胞増殖と細胞死

　矯正力を与えた後，歯根膜には圧迫側と牽引側が生じ，それぞれリモデリングによって歯根膜が修復される．圧迫側でも牽引側でも，アポトーシスと細胞増殖がバランスをとりながら関与している．圧迫側から骨組織や壊死組織を貪食処理した異物巨細胞や破骨細胞が消えてなくなるのは，アポトーシスによることが示唆される．また，圧迫側の歯根膜のほうが牽引側よりも応答が遅いが，これは骨吸収（特に穿下性吸収）には長い時間を必要とすることと関係するのかもしれない．このように，アポトーシスが細胞移動に伴う歯周組織のリモデリングを助けていると考えられる[21]．

CHAPTER 2 歯の移動と歯周組織

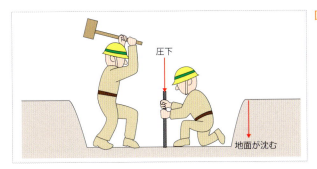

図21 圧下移動と生物学的幅径
歯を圧下移動しても生物学的幅径は維持されることを喩えた漫画（下野2019[20]）を改変）

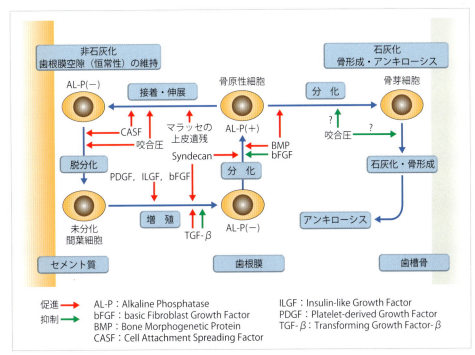

図22 歯周組織の恒常性維持機構
歯根膜の幅が一定に維持される（幅センサー）機序は明らかにされていないが，歯根膜には「石灰化する機序」と「石灰化しない機序」が備わっているのではないかという仮説を提唱している（Shimonoら2003[22]）を一部改変）

2 歯周組織の恒常性維持機構

　矯正的な力を加えると，歯根膜の圧迫側では骨吸収が，牽引側では骨添加が起こり，歯が移動した後，歯根膜の幅が一定に保たれる．このように歯根膜が0.15～0.38mmの幅を常に維持する現象は，歯の移植や再植，また実験的歯周組織の再生の過程でも認められている．この場合，骨吸収や骨添加の機能を果たした破骨細胞や骨芽細胞はアポトーシスによって死滅することもわかっている[21]．

　歯根膜の幅が一定に維持される機序は明らかではないが，われわれは"歯根膜には「石灰化する機序」と「石灰化しない機序」が備わっているのではないか"という仮説を立てている．すなわち，石灰化しない機序がはたらけば歯根膜の幅は一定に維持され，石灰化する機序がはたらけば骨やセメント質が形成される（病的なアンキローシスも含む）．この両者がバランスよく制御されれば，矯正治療後でも，歯の移植や再植後でも，歯周治療後でも一定の幅を維持した歯根膜が再生される．石灰化促進の過程では細胞の増殖，分化，機能発現が起こり，石灰化抑制の過程では歯根膜細胞の脱分化→増殖→分化→脱分化というサイクルを形成しているのではないかと推測している[22,23]（図22）．

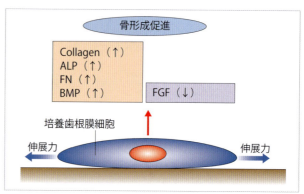

図23 歯根膜細胞を活性化する矯正力
フレクサーセルを用いて，メカニカルストレス（伸展力）を培養歯根膜線維芽細胞に与えると，骨形成タンパクは増加した．このことは，伸展力によって歯根膜細胞は骨形成細胞へ分化したことを示唆している．ALP：アルカリフォスファターゼ，FN：フィブロネクチン，BMP：骨誘導タンパク，FGF：線維芽細胞増殖因子（下野2011[4]）より）

3 歯根膜細胞を活性化する矯正力

メカニカルストレスによる培養歯根膜線維芽細胞への影響を調べた研究から，伸展力を与えることで，骨形成に関わるタンパク質（Ⅰ型コラーゲン，アルカリフォスファターゼ，フィブロネクチン，骨誘導タンパク）のmRNAの発現は増加するものの，骨形成を抑制する線維芽細胞増殖因子は低下することが示されている．このことは，伸展力によって歯根膜細胞は骨形成細胞へと分化することが示唆される[4,23,24]（図23）．

4 歯の移動からみた歯槽骨の特性

歯槽骨のリモデリングは非常に速く，吸収に必要な時間は1.5～2.3日，移行に3.5～4.0日，骨添加に約1日で，合計すると1週間である．他の骨では約120日とされているので，歯槽骨の改造活性は20倍程度速いことを意味している．

また，破骨細胞の数から固有歯槽骨のリモデリングを調べた研究によると，ヒト梁状骨表面では0.1個/mm^{2}であるのに対し，歯槽骨では6個/mm^{2}で，これは60倍に相当する．また，破骨細胞の存在期間は梁状骨では60～120日であるのに対し，歯槽骨では6日と，これは10～20倍も期間が短い．これらのことから，歯槽骨のリモデリング活性は他の骨よりも著しく高く，矯正力に対しても迅速に応答すると考えられる[10]．

歯槽骨の特性としては，リモデリングが速いことに加えて，以下のようなものがある．①生理学的移動によって近心には骨吸収が生じやすい，②歯槽骨は（吸収がなくても）急速に骨添加される，③臨床的移動形態（傾斜移動の回転中心は歯根の中にある），④歯槽骨は固有歯槽骨と海綿骨からなる，⑤根尖寄り1/2～2/3の歯槽窩壁は緻密な固有歯槽骨によって構成されている[10]．

5 矯正力と歯周病

かつては「歯肉縁下にプラークが付着している歯に外傷性の力が加わると，歯肉の炎症と力は共同して歯周組織を破壊する」という仮説が提唱されたが[25]，この仮説は現在では信じられていない．しかし，「外傷性の力は歯周病を増悪させる因子の1つである」という考えは，国際的にもコンセンサスが得られている．

CHAPTER *2* 歯の移動と歯周組織

　つまり，①矯正学的歯の移動によって健康な歯周組織に炎症を起こすことはない，②歯の移動によって健康な歯の結合組織性付着が喪失されることはない，③歯周炎罹患歯であってもプラークがコントロールされ，炎症が終息していれば結合組織性付着が喪失されることはないということである[4]．しかし，プラークが残存している歯に対して，プラークを根尖側へ押し込むような圧下移動を行ったり，ジグリングな力が加わると，著しい結合組織性付着の喪失が惹起される[26]．

　歯周病患者に矯正治療を行うにあたって，最も重要なことはプラーク由来の炎症を完全にコントロールすることである．矯正治療前はもちろんのこと，矯正治療中もプラークコントロールを徹底する必要がある．

文　献

1) Ten Cate AR, Nanci A. Physiological tooth movement：Eruption and shedding. In：Ten Cate's Oral Histology. Development, Structure, and Function. Nanci A eds. 6th ed. Mosby, 2003；275-298.
2) 北川原健．歯の移動と固定．治癒の病理 臨床編 第2巻 歯周治療．下野正基，飯島国好 編．医歯薬出版，1994；231-247.
3) Ten Cate AR. Tooth Eruption. In：Orban's Oral Histology and Embryology, Bhaskar SN eds. 10th ed. Mosby, 1984；361-374.
4) 下野正基．新編治癒の病理．医歯薬出版，2011；295-333.
5) Kaneko H, et al. Cell death during tooth eruption in the rat：surrounding tissues of the crown. Anat Embryol. 1997；195：427-34.
6) ElNers NM, Avery JK. Development of root and supporting structures. In：Oral development and histology. Avery JK eds. Williams & Wilkins, 1987；96-108.
7) Carollo DA, Hoffman RL, Brodie AG. Histology and function of the dental gubernacular cord. Angle Orthod. 1971；41：300-307.
8) Proffit WR. The biologic basis of orthodontic therapy. In：Comtemporary Orthodontics. Proffit WR, et al. eds. 5th ed. Elsevier, 2013；278-311.
9) 古賀正忠．歯牙移動が歯周組織と歯髄組織に及ぼす影響．治癒の病理．下野正基，飯島国好 編．医歯薬出版，1988；287-304.
10) 下野正基ほか訳．シュレーダー歯周組織．医歯薬出版，1989；13-170.
11) 下野正基．歯が動くメカニズム．歯界展望．2006；107：928-940.
12) Stuteville OH. A summary review of tissue changes incident to tooth movement. Angle Orthod. 1938；8：1-20.
13) Parfitt GJ. Measurement of the physiological mobility of individual teeth in an axial direction. J Dent Res. 1960；39：608-618.
14) Schwarz AM. Tissue changes incidental to orthodontic tooth movement. Int J Orthod Oral Surg Radiol. 1932；18：331-352.
15) Gaengler P, et al. Effects of force application on periodontal blood circulation. A vital microscopic study in rats. J Periodontal Res. 1983；18：86-92.
16) 下野正基．歯科治療に伴う治癒の病理．新口腔病理学．下野正基，高田　隆 編．医歯薬出版，2008；104-128.
17) 新倉良一ほか．歯牙の垂直的移動に関する考察．Ⅰ．矯正学的歯牙挺出移動．日本歯科評論．1984；(498)：69-83.
18) 二宮　隆ほか．歯牙の垂直的移動に関する考察．Ⅱ．矯正学的歯牙圧下移動．日本歯科評論．1986；(524)：183-191.
19) 下野正基．やさしい治癒のしくみとはたらき．医歯薬出版，2013；25.
20) 下野正基．下野先生に聞いてみた 2．クインテッセンス出版，2019.
21) Mabuchi R, et al. Cell proliferation and cell death in periodontal ligaments during orthodontic tooth movement. J Periodontal Res. 2002；37：118-124.
22) Shimono M, et al. Regulatory mechanisms of periodontal regeneration. Microsc Res Tech. 2003；60：491-502.
23) 下野正基．歯根膜の恒常性維持機構．歯の移動の臨床バイオメカニクス．骨と歯根膜のダイナミズム．下野正基，前田健康，溝口　到 編．医歯薬出版，2006；43-57.
24) Enokiya Y, et al. Effect of stretching stress on gene transcription related to early-phase differentiation in rat periodontal ligament cells. Bull Tokyo Dent Coll. 2010；51：129-137.
25) Glickman I. Clinical significance of trauma from occlusion. J Am Dent Assoc. 1965；70：607-618.
26) 岡本　浩 監訳．Lindhe 臨床歯周病学とインプラント 基礎編．第3版．クインテッセンス出版，1999；279-295.

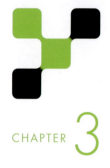

CHAPTER 3

歯周組織にやさしい矯正力
～矯正用ワイヤーの基礎知識～

大坪邦彦 KUNIHIKO OTSUBO

東京都・大坪矯正歯科医院

歯周矯正治療における矯正力 ～歯周組織にやさしい矯正力とは～

矯正力によって歯の移動を可能にするのは，幅200～300 μm に過ぎない歯根膜の存在である．最適矯正力については，Schwartzの20～26 g/cm^2（計算上，犬歯の歯体移動は100～200 g）の実験から90年が経ち，数多くの研究がなされている．HarryとSims[1]によれば，歯根膜の吸収窩の分布は力の大きさに関連するとし，Lindhe[2]は成人における矯正治療の最初の段階では20～30 g の断続的な力を作用させることを推奨している．しかし，矯正力の量的なコントロールはきわめて微妙な手技であり，術者の経験によるところが非常に大きい．ましてや，歯槽骨吸収を起こしている歯周病患者は，歯槽骨に支持された歯根表面面積が小さく，矯正力に対する歯周組織の反応性が低下している可能性が高い．筆者は，歯周矯正治療（歯周治療に矯正治療を組み込んだ治療）において適切な矯正治療を行うためには，以下の三大原則を頭に入れるべきと考えている．

①臨床的な歯冠歯根比を頭に入れ，歯根膜面積を考慮した歯周組織に優しい矯正力を用いる
②矯正治療中に歯列の特定部位への咬合力や矯正力の集中を避けるメカニクスを用いる
③歯根を歯槽骨の中に移動させるメカニクスを用いる（三次元的な歯の移動）

　従来，マルチブラケット法において歯並びの大きなズレの改善（レベリング）には，ステンレススチールアーチワイヤーにループを組み込んで使用してきた（図1a）．しかし，20年ほど前より超弾性型Ni-Ti合金ワイヤーによって取って代わってきた（図1b）．シンプルなテクニックに変わりつつある中，超弾性を理解しないで歯周矯正治療を行うことは非常に危険である．超弾性型Ni-Ti合金ワイヤーは，温度により特性が変化する形状記憶合金であるため，手で触ったワイヤーの硬さと口腔内で発現される矯正力は大きく異なっており，さらには永久変形しない．したがって，術者の手で感じる矯正力と実際の矯正力は大きく異なっている．

　そこで，本章では適切な歯周矯正治療を行ううえで必須な超弾性型Ni-Ti合金ワイヤーの特性，その使用法，そして歯周病患者に使用するワイヤーとして推奨するタイプの超弾性型Ni-Ti合金ワイヤーについて解説する．

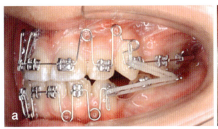
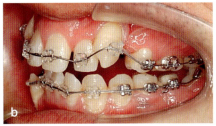

図1 マルチブラケット法による矯正治療例
a：ステンレススチールワイヤーによるレベリング．
b：超弾性型Ni-Ti合金ワイヤーによるレベリング

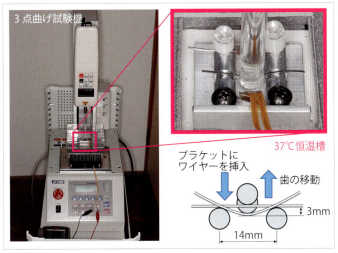

図2 矯正用ワイヤーの3点曲げ試験装置
①赤の枠内（37℃に維持）のポール上に試験ワイヤーを装着する．②中心のポールがワイヤーの中央を圧縮し（負荷時），ワイヤーを3mmまでたわませる．③3mmまで圧縮した後，今度は中心のポールを元の位置まで戻す（除荷時）．この負荷時（行き）と除荷時（帰り）の荷重を計測する．除荷時，負荷時のたわみ量（mm）を横軸に，荷重（gf）を縦軸にしたグラフが試験ワイヤーの荷重-たわみ曲線となる

ワイヤーの曲げ特性 〜曲げたワイヤーはどうなるのか〜

　矯正用ワイヤーは用途によって，レベリングワイヤーとワーキングワイヤーの2つに分類される．レベリングワイヤーとは，治療初期の個々の歯の位置異常を改善する治療過程に用いるワイヤーである．ワーキングワイヤーとは，アーチワイヤーに沿って歯を滑らせて移動させる治療過程に用いるワイヤーである．また，ワイヤーの材質には，ステンレススチールワイヤー，Co-Cr合金ワイヤー，β-Ti合金ワイヤー，Ni-Ti合金ワイヤーなどがあり，さらにNi-Ti合金ワイヤーには超弾性型と加工硬化型がある．また，断面のサイズにより，丸型（ϕ0.012, ϕ0.014, ϕ0.016, ϕ0.018インチ等），角型（0.016×0.016, 0.016×0.022, 0.017×0.025インチ等）がある．

　ワイヤーをブラケットスロットに挿入すると，ワイヤーは変形する（たわみ）．変形したワイヤーは元に戻ろうとし，この元に戻ろうとする力が矯正力となる（荷重）．この矯正用ワイヤーの「荷重」と「たわみ」の関係（ワイヤーの曲げ特性）を調べるために設定された試験が3点曲げ試験である（図2）．中心間距離を14mmとして2本のポールで固定し，その中央に移動歯を想定してたわみを与えて（負荷），その後に0まで戻す（除荷）．図3は，1980年代に大ヒットした加工硬化型Ni-Ti合金ワイヤー（ϕ0.016インチ）の荷重-たわみ曲線である．荷重とたわみは，弾性限界まではほぼ正比例の直線

第 I 編 基礎編

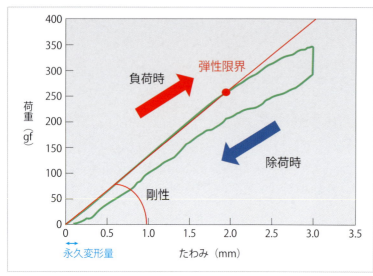

図3 37℃の3点曲げ試験により得られた加工硬化型 Ni-Ti 合金ワイヤー（φ0.016 インチ）の荷重-たわみ曲線

3点曲げ試験による荷重-たわみ曲線が矯正臨床時のワイヤー選択には重要となる．
剛性：ワイヤーのたわみ量とそれに対応する荷重との比．弾性限界まではほぼ正比例の直線を示す（赤線）ワイヤーのヤング率に対応しており，硬さを表す．剛性は，ワイヤーの太さ，長さによって変化する．傾きが大きければ硬いワイヤー，傾きが小さければ柔らかいワイヤーを意味する．
永久変形量（塑性変形量）：ワイヤーは弾性限界を超えると，荷重を取り除いても元の形に復元しない．この元に戻らない変形量をいう．永久変形量が大きいワイヤーは，ワイヤーベンディングが容易であるが，矯正治療中においては歯を動かす前にワイヤーが変形してしまい，歯の移動がストップしてしまう

（図3の赤線）を示す．このワイヤーの傾きを剛性（ワイヤーのたわんだ変位量とそれに対応する荷重との比）といい，ワイヤーの硬さを示す．除荷時のたわみが0に戻らないのは，ワイヤーの永久変形（塑性変形：図3の青線）によるものである．当時，このしなやかで柔らかいワイヤーに，矯正歯科医は高価にもかかわらず飛びついた．しかし，このグラフから，ワイヤーを0.5 mm たわませてスロットに挿入した荷重（矯正力）は60 g を超えてしまうことがわかる．0.5 mm とは，シャープペンの芯の直径ほどである．したがって，歯周病患者の叢生の部位に使用するには矯正力が強く，さらに永久変形が少ないため，非常に危険である．柔らかいワイヤーとして最近人気のある β-Ti 合金ワイヤーも，このような特性をもつ[3]．

> **CHECK POINT**
>
> β-Ti 合金ワイヤーは超弾性，形状記憶を有さず，そして永久変形しづらいワイヤーである

レベリングワイヤーとしての超弾性型 Ni-Ti 合金
〜歯周病患者に使いたい超弾性を有する形状記憶合金ワイヤー〜

歯周病患者に用いるレベリングワイヤーにおいて，最適矯正力を得るためには，従来ステンレススチールワイヤーに各種ループを組み込む必要があった．ステンレススチールワイヤーの1/3の剛性で，さらに超弾性という特性を有する Ni-Ti 合金ワイヤーが矯正臨床に広く登場したのは1990年代である．この超弾性は，ある変態温度をもつ形状記憶合金だけが有する特性であり，矯正用超弾性型 Ni-Ti 合金ワイヤーは口腔内温度で超弾性を発現できるように変態温度を熱処理により調整し作製されている[3]．図4に「形状記憶合金」「超弾性を有する形状記憶合金」「普通の金属」の特性を比較した模式図を示す．形状記憶とは，低い温度で鉛のように柔らかく容易に変形して元に戻らないが，

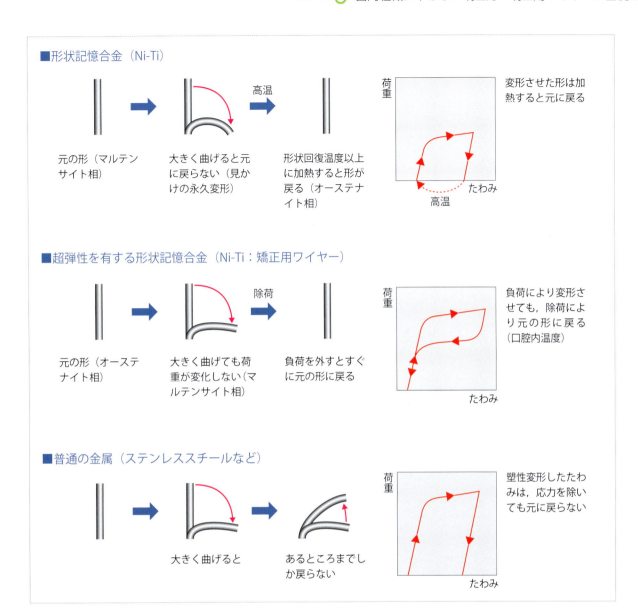

図4 3種類のワイヤーの特性比較

　高い温度にすると元の形に戻り，そして硬くなる特性である．低温における金属組織はマルテンサイト相になっており，高温における金属組織はオーステナイト相になっている．温度によって熱弾性型マルテンサイト変態が起きることによる現象である．一方，超弾性とは，ある温度でワイヤーを変位させると，ワイヤーの荷重が変化しなくなる特性である．すなわち，ワイヤーを曲げても曲げても荷重がほとんど変化しないので，著しい叢生の部位にワイヤーを装着しても矯正力は一定となる．これは，オーステナイト相の状態の金属組織が，ワイヤーを曲げることにより応力誘起変態を起こしてマルテンサイト相になるため，軟らかくなる現象である．一方，一般の金属（ステンレススチールなど）は，温度変化によって硬さは変化しないため，ワイヤーを曲げると，フックの法則に則って荷重が増加する．また，永久変形しやすい．

— 第 I 編 基礎編

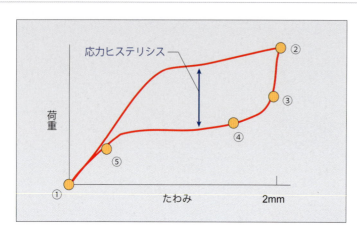

①：ワイヤーをブラケットに装着する前（結紮前）
②：ワイヤーをブラケットスロットに挿入（術者の指に感じる力）
③：ワイヤーをブラケットに結紮（結紮中）
④：結紮終了（ワイヤーはブラケットスロットの遊びにより，少し戻る）
④〜⑤：ワイヤーの弾性（元に戻ろうとする特性）が矯正力となり，歯が移動する

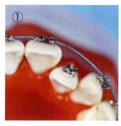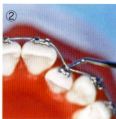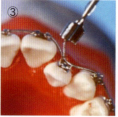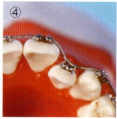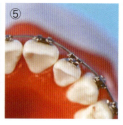

図5 「荷重-たわみ曲線におけるワイヤーのステージ」と「マルチブラケット法における歯の移動」の対応図

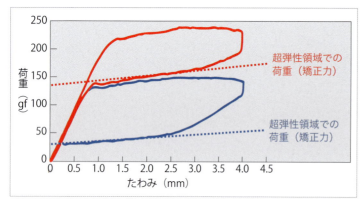

図6 2種類の φ0.016 インチの超弾性型 Ni-Ti ワイヤーの荷重-たわみ曲線（サイズ，合金組成は同じで，熱処理だけを変えたもの）
赤線は，φ0.016 インチ Heavy のワイヤーで，超弾性領域の荷重（矯正力）は約 150 gf（点線）．永久変形量は 0 mm
青線は，φ0.016 インチ Light のワイヤーで，超弾性領域の荷重（矯正力）は約 40 gf（点線）．永久変形量は 0 mm

　図5は，37℃環境下で超弾性型 Ni-Ti 合金ワイヤーをブラケットに結紮し，歯が移動するステージと荷重-たわみ曲線を対応させた図である．臨床における矯正力は，除荷時の超弾性領域における荷重であり，ワイヤーの元に戻ろうとする特性（弾性）が矯正力となり，歯が移動することがわかる．負荷時の荷重と除荷時の荷重に大きな差があるのも超弾性型ワイヤーの特徴である．この差は応力ヒステリシスと呼ばれ，この応力ヒステリシスを理解することも超弾性型ワイヤーを選択するうえで重要となる[4]．
　図6は，2種類の φ0.016 インチの超弾性型 Ni-Ti 合金ワイヤーの荷重-たわみ曲線である．両ワイヤーとも 4 mm 変位させても永久変形しないことがわかる．また，青線のワイヤーは 40 g ほどの超弾性領域で荷重を示し，応力ヒステリシスが大きいのに対し，赤線のワイヤーは 150 g ほどの超弾性領域で荷重を示し，応力ヒステリシスは小さい．

CASE 1　53歳5カ月，男性の下顎レベリングのステージ

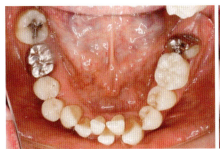
1-1　初診時，53歳5カ月

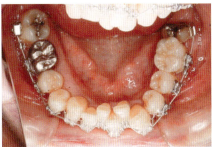
1-2　動的治療開始．超弾性型Ni-Ti合金 φ0.012インチ（Medium）を装着

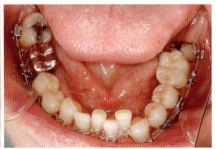
1-3　治療開始2カ月．超弾性型Ni-Ti合金 φ0.014インチ（Light）を装着

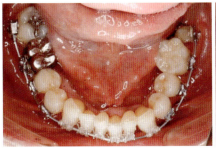
1-4　治療開始4カ月．超弾性型Ni-Ti合金 0.016×0.022インチで，応力ヒステリシスが小さいタイプを装着

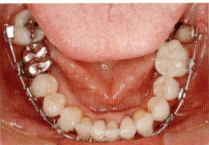
1-5　治療開始6カ月．超弾性型Ni-Ti合金 0.016×0.022インチで，超弾性領域の荷重が高い（変態温度が低い）タイプを装着

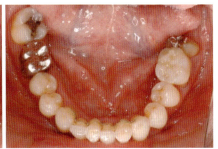
1-6　治療開始9カ月．動的治療終了時

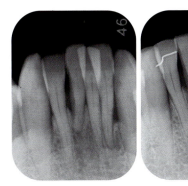
1-7，1-8　初診時と動的治療終了時のX線写真

> **CHECK POINT**
>
> 超弾性と形状記憶が矯正力とどのように関係しているのかを頭に入れてNi-Ti合金ワイヤーを選択する

　この2つのワイヤーは全く同じ組成のNi-Ti合金ワイヤーであり，青線のワイヤーは熱処理により変態温度を高めに設定しており（柔らかい，Sentalloy® φ0.016 Light），赤線のワイヤーは変態温度を低めに設定した（硬い，Sentalloy® φ0.016 Heavy）ワイヤーである．このように，超弾性型ワイヤーの出現により，レベリングワイヤーにループを組み込まなくても弱い一定の矯正力を発現させることが可能になったのである．

　Case 1は，53歳5カ月の男性の下顎レベリングのステージを示す．歯槽骨を大切にしながら，下顎前歯歯根に優しい矯正力として，φ0.012→φ0.014→2種類の0.016×0.022インチの計4種類の超弾性型Ni-Ti合金ワイヤーを使用した．治療期間は9カ月で，治療後も歯槽骨や歯根形態は維持され，歯根の近接などが改善されている．

第 I 編　基礎編

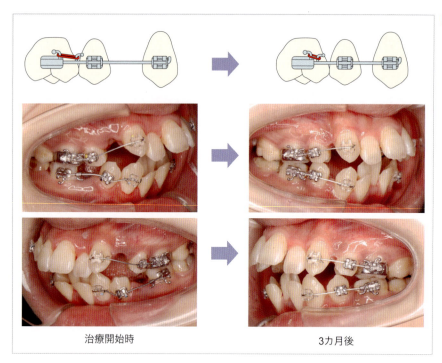

図7　ワーキングワイヤー（角型の超弾性型Ni-Ti合金ワイヤー）を用いて空隙閉鎖
4|4, 5|5 を抜歯後，セクショナルアーチ（0.016×0.022インチNi-Ti合金）を装着し，レベリングを開始する．セクショナルアーチの第一大臼歯近心にクリンパブルフックをかみつぶし，エラスティックによりタイバックすることにより，ワイヤーは遠心に滑る（スライディングメカニクス）．すなわち，角型の超弾性型ワイヤーにより，レベリングと犬歯遠心移動を同時に行える．
治療開始3カ月，レベリングが達成されるとともに，犬歯が遠心移動し，抜歯空隙が減少している

治療開始時　　　3カ月後

ワーキングワイヤーとしての超弾性型Ni-Ti合金ワイヤー

図7は，ワーキングワイヤーとして角型の超弾性型Ni-Ti合金ワイヤーを用いて犬歯の遠心移動を行っている図である．上下顎とも3カ月で空隙が小さくなっていることがわかる．このように，角型の超弾性型Ni-Ti合金ワイヤーは，ワーキングワイヤーとして非常に優れている．その理由としては，①超弾性特性により永久変形しないこと，②形状記憶合金であるため，口腔内の温度変化に対して荷重が変動すること，③振動減衰能，衝撃吸収能を有するため，咬合力などの衝撃を歯根に伝えにくいこと，が考えられる．以下では，Ni-Ti合金ワイヤーの②と③の特性について解説する．

CHECK POINT
角型の超弾性型Ni-Ti合金ワイヤーは空隙閉鎖に有効なワイヤーである

Ni-Ti合金ワイヤーの滑り特性
〜口腔内の温度変化に対する荷重の変動〜

図8はコーヒーを飲んだ時の口腔内の温度変化を調べた結果である[6]．短い時間ではあるが，下顎犬歯のブラケットに結紮された熱電対の温度は60℃を超えていることがわかる．図9は，超弾性型Ni-Ti合金ワイヤーによる矯正治療中に口腔内の温度変化が起こる（37℃から60℃に上がる）と，矯正力がどのように変化するかを示したグラフである．Ni-Ti合金ワイヤーは形状記憶を有するため，患者がお茶を飲むと荷重は上昇する．

CHAPTER 3 　歯周組織にやさしい矯正力〜矯正用ワイヤーの基礎知識〜

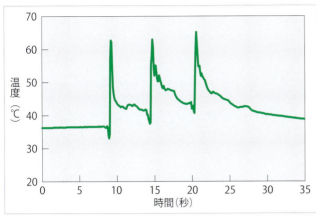
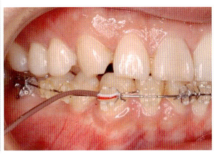

図8　コーヒーを飲んだ時の口腔内温度変化（3｜部）
　超弾性型Ni-Ti合金は形状記憶を有するため，温度変化によって荷重は大きく変化する．したがって，口腔内の温度変化を測定することは重要となる．コーヒーを飲むと，結紮されたワイヤーの温度は数m秒ではあるが，60℃以上に上昇することがわかる

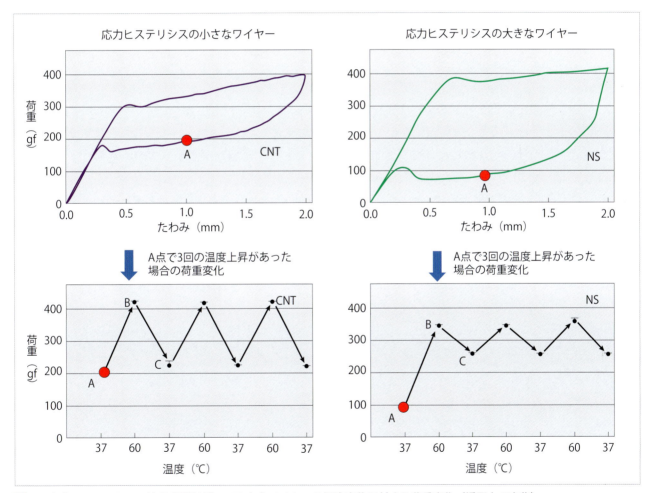

図9　応力ヒステリシスの違う超弾性型Ni-Ti合金ワイヤーの温度変化に対する荷重変化（矯正力の変化）
　上段：応力ヒステリシスの違う2つの超弾性型Ni-Ti合金ワイヤー（左側：応力ヒステリシスの小さなワイヤー，右側：応力ヒステリシスの大きなワイヤー）
　下段：歯の移動中（A点）において，60℃の温度上昇を3回繰り返した際の荷重変化．矯正治療中，口腔内の温度が変化すると，荷重は大きく変化する．応力ヒステリシスの小さな超弾性ワイヤー（左）は矯正力の変動が少なく，応力ヒステリシスの大きなワイヤー（右）は矯正力の変動が大きいことがわかる．このように口腔内環境で荷重が大きく変動する矯正用ワイヤーはNi-Ti合金ワイヤーだけである

第 I 編 基礎編

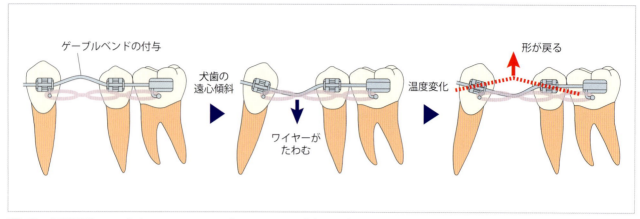

図10 超弾性型 Ni-Ti 合金ワイヤーのゲーブルベンドと口腔内の温度変化による形態変化
　　ゲーブルベンドがあると、歯の移動（この場合は犬歯の遠心傾斜）により青矢印の方向にワイヤーがたわんでも、口腔内の温度変化が起こると、再度赤点線に形を変える

　応力ヒステリシスの小さなタイプでは、矯正力が2倍になり、その後は徐々に元の荷重に戻ることがわかる。一方、応力ヒステリシスが大きなタイプでは、温度変化により荷重は3倍近くになり、さらに温度が戻っても荷重が戻らない傾向がある[4,5]。したがって、ワーキングワイヤーの硬さは口腔内温度の変化により大きく変動する。変態スピードは数μ秒といわれているため、0.001秒でも温度変化が起こると、ワイヤーの荷重が増大して、ワイヤーとブラケットの摩擦を軽減し、スムースな歯の移動が可能となる。この傾向は、応力ヒステリシスの大きなワイヤーほど大きくなる。逆に考えると、応力ヒステリシスが大きく、かつ超弾性領域での荷重が大きい（変態温度の低い）ワイヤーは、口腔内環境では矯正力が予想以上に増大しやすい。したがって、このようなワイヤーは、歯周病患者のレベリングには適していないことも頭に入れるべきである[6]。なお、ステンレススチールワイヤー、β-Ti 合金ワイヤーには、口腔内温度の変化により矯正用ワイヤーの荷重が変動する特性は全くない。

CHECK POINT

Ni-Ti 合金ワイヤーの応力ヒステリシスは矯正力と関係する

ゲーブルベンド
　犬歯遠心移動の際、抜歯空隙に歯が倒れず歯体移動するように、ワイヤーに入れるV字状のベンドのこと

リバースカーブ
　下顎のアーチワイヤーに組み込む Spee 彎曲と逆の彎曲のことで、歯列の平坦化、バイトの挙上などを行う

　超弾性型 Ni-Ti 合金を用いて空隙閉鎖を行う際に用いるワーキングワイヤーには、ゲーブルベンド、リバースカーブは付与するべきである（図10）。ゲーブルベンドがあると、歯の移動によりワイヤーがたわんでも、口腔内の温度変化が起こると再度ワイヤーの形を変える。これによって歯の移動が常にスムースになり、歯体移動しやすいのである。Ni-Ti 合金ワイヤーのベンディングには、特別な熱処理を施す装置があり[7]、この装置を使用することにより優れた超弾性は維持される（図11）。

CHAPTER 3 歯周組織にやさしい矯正力～矯正用ワイヤーの基礎知識～

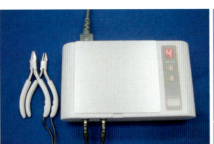
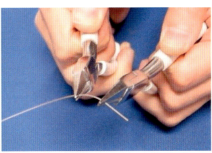

図11 超弾性型Ni-Ti合金ワイヤーのベンディングと通電熱処理装置
通電熱処理装置は「本体」「本体とコードでつながった2本のプライヤー」「フットスイッチ」からなる．2本のプライヤーでNi-Ti合金ワイヤーの形状を固定し，フットスイッチを押すとワイヤーに電流が流れ，ワイヤーの温度は500℃前後となり，新しい形状が付与される．形状付与には1～5秒ほどの時間が必要である．超弾性，形状記憶などの優れた特性は維持される

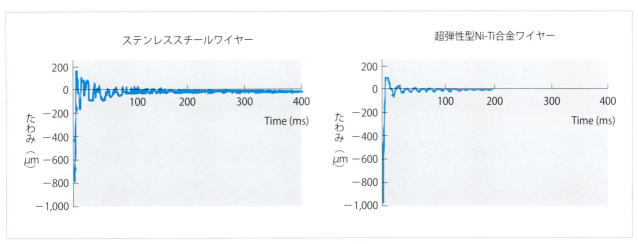

図12 2種類の矯正用ワイヤーの振動減衰能試験結果（Miura 2002[10]より）
ステンレススチールワイヤーは衝撃を与えると，その衝撃の大きさに比例してたわみ，さらにその衝撃は振動となって持続する．
超弾性型Ni-Ti合金ワイヤーは衝撃を与えると，柔らかいワイヤーでありながら，その衝撃をマルテンサイト変態により吸収する．このため，第一波，第二波が小さくなり，さらには振動は持続しない

超弾性型Ni-Ti合金ワイヤーの振動減衰能と衝撃吸収能
～超弾性型Ni-Ti合金ワイヤーが歯周組織にやさしいもう一つの理由～

　矯正治療中の患者の歯は，矯正力によって歯根膜の拡大が起こり，歯の動揺が生じる．歯周病患者ではこの傾向が大きい．さらに，ヒトの口腔内は咀嚼を行うため，矯正力と咬合力が同時に加わった状況となる．結果として，あらゆる方向からのジグリングフォースが歯周組織に付加される．超弾性型Ni-Ti合金ワイヤーには，衝撃の一部をマルテンサイト変態により振動エネルギーを熱に代えられる特性を有することから，振動減衰能，衝撃吸収能があることが知られている．図12はステンレススチールワイヤーと超弾性型Ni-Ti合金ワイヤーに衝撃を与えた場合のワイヤーの振動を比較したものである．超弾性型Ni-Ti合金ワイヤーでは最初の第一波が小さく，さらにその後も振動が減衰しているのがわかる[8,9]．したがって，レベリングワイヤー，ワーキングワイヤーに超

― 第 I 編 基礎編

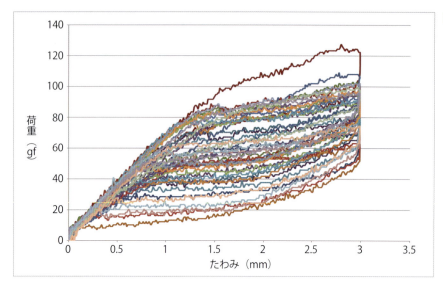

図13 日本で市販されている24種類の矯正用Ni-Ti合金ワイヤー（φ0.012インチ）の荷重-たわみ曲線
同じサイズのNi-Ti合金ワイヤーであっても，その特性（超弾性の有無，超弾性領域での荷重，応力ヒステリシス，永久変形量）は大きく異なる．Ni-Ti合金であればどのようなワイヤーでもよいわけではない．歯周矯正治療においては，慎重にワイヤーを選択しないと，逆に危険性があることを知るべきである

弾性型ワイヤーを用いると，咬合の衝撃をワイヤーが吸収するため，歯周組織への影響を軽減できるのである．この特性は他のTi合金ワイヤーには認められない．まさしくこの超弾性型Ni-Ti合金ワイヤーによる矯正治療は，歯周病患者の歯周組織にやさしいのである[10]．

まとめ

　超弾性型Ni-Ti合金ワイヤーは，他の矯正用ワイヤーにはみられない，超弾性，形状記憶，振動減衰能，衝撃吸収能などの優れた特性を有しており，歯周病患者には非常に有効なワイヤーと考えられる．図13は，日本で市販されている24種類のNi-Ti合金ワイヤー（φ0.012インチ）の荷重-たわみ曲線である．これらは日本で市販されている最も細い矯正用Ni-Ti合金ワイヤー（1種類だけ0.010インチが市販されている）であり，最も弱い矯正力が得られる矯正用ワイヤーである．すなわち，歯周矯正治療においてたいへん有用なワイヤーであるが，同じサイズのワイヤーであっても，「剛性」「変態温度」「超弾性の有無」「永久変形の量」「応力ヒステリシスの大きさ」など，その機械的特性はさまざまである．2 mm変位の荷重でさえも20〜100 gfと大きく異なることがわかる．超弾性型Ni-Ti合金ワイヤーを歯周矯正治療に適用する場合，超弾性領域での荷重が小さく，応力ヒステリシスが小さいワイヤーを選択するべきである．そして，角型の超弾性型Ni-Ti合金ワイヤーを用いて歯根を歯槽骨上に移動するためには，ベンディング装置（通電熱処理装置）を使用して，ていねいな治療を心がけてほしいと考えている．

CHECK POINT
同じサイズの超弾性型Ni-Ti合金ワイヤーでも機械的特性（矯正力）は大きく異なる

文　献

1）Harry MR, Sims MR. Root resorption in bicuspid intrusion. A scanning electron microscope study. Angle Orthod. 1982；52：235-258.

2）Lindhe J. Textbook of clinical periodontology. 2nd ed. Munksgard, 1989.

3）鈴木陽子，海老原康宏，小笠原法子，大坪邦彦，藤田浩嗣，今井なほこ，櫻井誠人．各種矯正用 β-チタン合金ワイヤーの機械的特性とその臨床的位置づけ．日歯理工誌．2015；34：219-226.

4）Miura F, Mogi M, Ohura Y, Hamanaka H. The super-elastic property of the Japanese NiTi alloy wire for use in orthodontics. Am J Orthod Dentofacial Orthop. 1986；90：1-10.

5）相馬邦道，大坪邦彦，黒田勝也．機能性のある金属材料―新たな展開をむかえた矯正用超弾性型 Ti-Ni 合金線―．日歯医師会誌．1995；48：987-997.

6）大坪邦彦，米山隆之，浜中人士，相馬邦道．与ひずみ下における超弾性型 Ni-Ti 合金ワイヤーの温度による荷重変化．歯材器．1993；12：521-527.

7）大坪邦彦．口腔内環境に適した超弾性型 Ti-Ni 合金ワイヤーの開発．日矯歯誌．1994；53：641-650.

8）大浦好章．超弾性型ニッケルチタン合金線の歯科矯正学的研究　第 2 報　直接通電法による形状付与および荷重レベルのコントロールについて．日矯歯誌．1988；47：92-104.

9）三浦弘貴，大坪邦彦，黒田勝也，野田隆夫，相馬邦道，米山隆之，浜中人士．矯正用超弾性型 Ti-Ni 合金角型ワイヤーにおける振動減衰能について．歯材器．1996；15：559-567.

10）Miura H, Otsubo K, Yoneyama T, Hamanaka H, Soma K. Comparative examination of damping capacities with laser displacement apparatus in orthodontic wires：super-elastic Ti-Ni alloy and conventional stainless steel wires. Orthod waves. 2002；61：435-440.

11）Miura H, Kanno Z, Muramoto T, Otsubo K, Soma K. Damping capacity of orthodontic wires decreases the transmission of undersirable force：an experimental study in rats. Orthod waves. 2002；61：441-446.

12）海老原康宏，大坪邦彦，藤田浩嗣．各種矯正用 Ni-Ti 合金ワイヤーの機械的特性におよぼす通電熱処理の影響．日歯理工誌．2010；29：543-549.

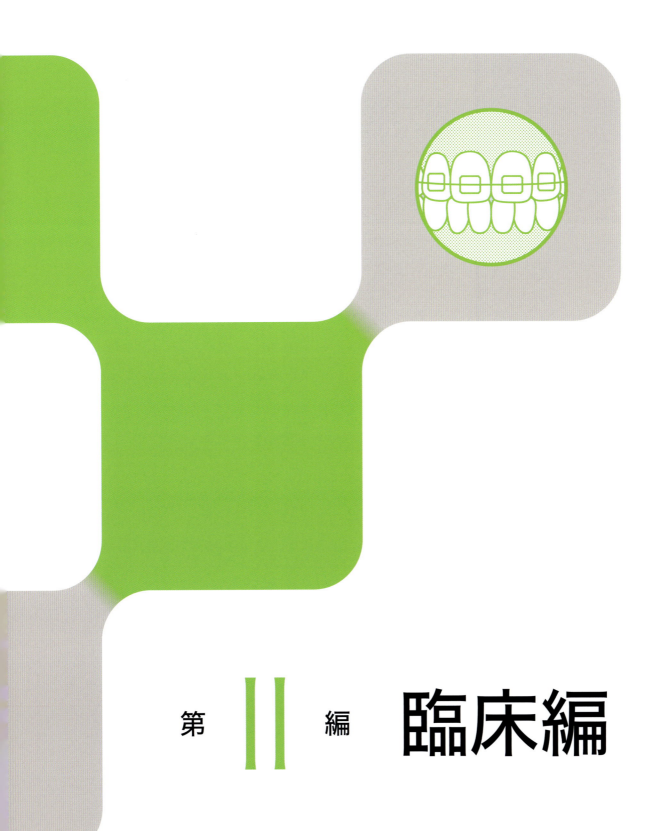

第 II 編　臨床編

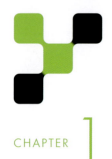

CHAPTER 1

鼎談　矯正治療における歯周ケアの重要性

　近年，成人に対する矯正治療は増加傾向にありますが，一方で成人の約80％が歯周病に罹患しているといわれています．つまり，その治療対象者の多くは程度の差こそあれ歯周病を有していることになります．矯正治療と歯周病との関係については，歯周治療が不十分な状態で矯正治療を行うと，歯周組織の破壊を促進してしまうことから，日本歯周病学会の「歯周治療の指針2015」では，矯正治療を開始する場合は歯肉の炎症が改善され，歯周組織の安定が得られていることが必須であると明記されています[1]．したがって，成人の矯正治療においては，まず歯周病を疑い，罹患している場合は改善してから矯正治療を開始すべきといえるでしょう．

　本鼎談では，歯周病を有したまま矯正治療を行うとどのような結果を招くのか，どのように歯周組織の炎症をコントロールすればよいのかなど，矯正歯科医である大坪先生の疑問に対して，歯周病専門医の牧野先生，病理医で歯科臨床にも造詣の深い下野先生に答えていただきました．

（編集部）

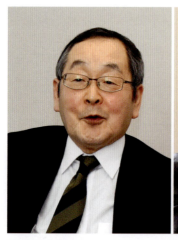

下野正基
MASAKI SHIMONO
東京歯科大学名誉教授

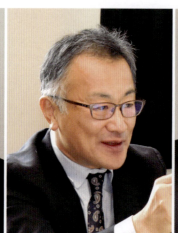

牧野　明
AKIRA MAKINO
富山県・まきの歯科医院

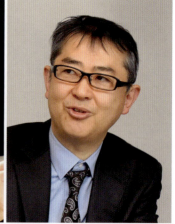

大坪邦彦
KUNIHIKO OTSUBO
東京都・大坪矯正歯科医院

矯正治療前における炎症のコントロールの重要性

大坪 多くの矯正歯科医は，歯周治療をかかりつけの歯科医や歯周病専門医に依頼し，歯周治療が終了した段階で矯正治療を開始するため，歯周病に対する理解が十分なされていないまま臨床を行っていることも少なくありません．しかし，日本歯周病学会の治療指針[1)]にも記載されているように，炎症をコントロールせずに矯正治療を行えば，歯周組織の破壊を促進してしまうおそれがあります．矯正治療においても40歳代以降の患者さんが増えており，統計的にその多くが何らかの歯周病に罹患していることからも，矯正歯科医も歯周病を診る目を養い，歯周治療についての知識をもったうえで臨床を行うべきだと考えます．一方で，重篤な叢生があると炎症を十分コントロールすることが難しく，このような場合，どの段階で矯正治療を進めていくべきかは悩むところです．歯周病専門医である牧野先生は，矯正治療前の炎症のコントロールの指標をどのように考えているのでしょうか？

牧野 実際の症例を用いて説明したいと思います．Case 1 は，7̄6̄ が腫れて痛いという主訴で来院した患者さんです．垂直性骨欠損があり，歯間離開も起きていました．ブラッシングを徹底して行ってもらい，炎症が消退しはじめると，浮腫性の歯肉が「乾いた」ような歯肉に変化していくので，このときにルートプレーニングを開始します（1-3）．なお，当院では麻酔をせずに1歯を1回でルートプレーニングを行うことを目標としています．本症例では，歯の病的移動が改善し，ブラックトライアングルも歯肉のクリーピングで塞がり，歯槽骨頂線（歯槽頂線）も明瞭になりました．この治癒形態は結合組織性付着ではなく，長い上皮性付着によるものですが，不安定なのかというとそうではなく，プローブも入らず，炎症がなく歯周組織も安定しています．このような状態が一つの指標と考えており，この状態であれば矯正治療を開始しても問題ないかと思います．

CASE 1　炎症のコントロール

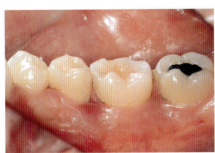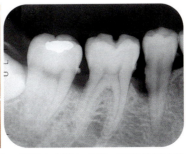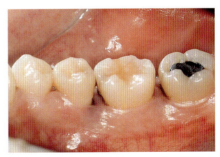

1-1, 1-2　初診時（2001年10月）．7̄6̄ の腫脹を主訴に来院．同部位には骨吸収や歯間離開が認められる

1-3　ブラッシング指導3週間後，腫脹が消退し，乾いた歯肉となる．この時点でルートプレーニングを開始

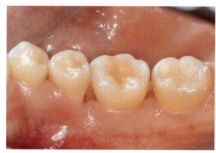
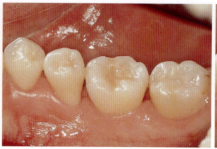
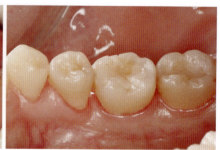

1-4, 1-5　2002年4月→2003年10月．歯間離開が閉鎖した

1-6　2009年8月．<u>765</u>|間の歯間乳頭がクリーピングして，自然な形で安定している

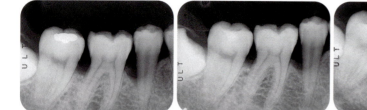

1-7〜1-10　X線写真での変化（1-7：2002年1月，1-8：2003年6月，1-9：2008年1月，1-10：2012年11月）

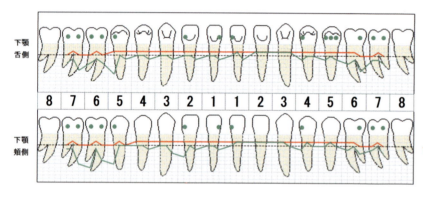

1-11　下顎のプロービングチャートの変化（緑線：2001年10月，赤線：2012年5月）

　大坪　著しい叢生があると，どうしてもスケーラーが入らないことがあり，その場合は矯正治療を併用して炎症をコントロールするという考えはいかがでしょうか？

　牧野　歯肉縁上の炎症のコントロールが十分にできていればよいのかもしれません．問題なのは，歯周病的診断が何もなされないまま，矯正治療を開始した場合です．**Case 2**は，47歳の女性で，矯正歯科医からの紹介で来院されました．根尖まで骨吸収が進んでおり，歯石なども多く付着していました．炎症のコントロールが何もなされないまま，矯正治療を行ったため，炎症に矯正的な力が加わってこのような状況にまで陥ってしまったと思われます．**Case 3**は，49歳の女性で，前歯の前突を矯正治療したところ，歯肉退縮が進み，某大学の口腔外科で歯周外科を受けたものの，さらに歯肉退縮が進んでしまい，紹介にて来院されました．本症例も最初に歯周病的診断がないまま，矯正治療がなされ，歯周病が悪化していった症例といえるでしょう．

CHAPTER 1 鼎談 矯正治療における歯周ケアの重要性

CASE 2 歯周病の診断がなされないまま，矯正治療が行われた症例1

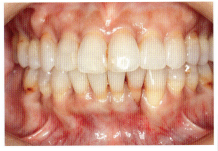
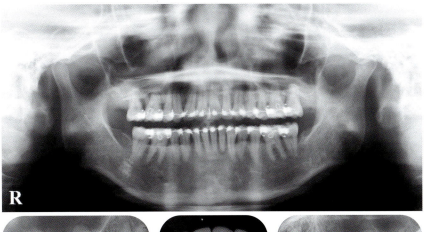
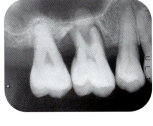
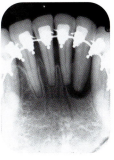
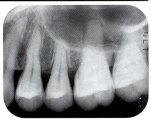

2-1〜2-3 初診時．47歳，女性．矯正歯科医より紹介にて来院．歯石などが多く付着しており，根尖にまで及ぶ骨吸収が認められる

CASE 3 歯周病の診断がなされないまま，矯正治療が行われた症例2

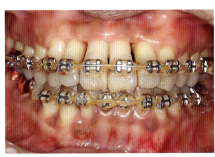
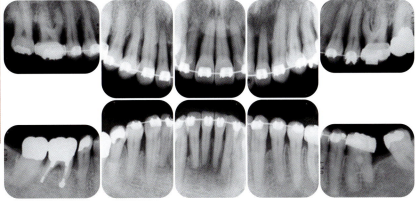

3-1, 3-2 初診時（2010年9月）．49歳，女性．2009年に上顎前歯が前突しはじめ，近医で矯正治療を開始したが，歯肉退縮が進んで歯が長くみえるようになった．そこで，某大学の口腔外科で歯周外科を受けたが，さらに歯肉退縮が進んでしまったとのこと

下野　この2症例は炎症のコントロールが不十分であり，このような状態で矯正治療を行ってはならない典型例といえます．このようなことが起こらないよう，本書を通じて「矯正治療における炎症のコントロールの重要性」を広めていければいいですね．

第 II 編　臨床編

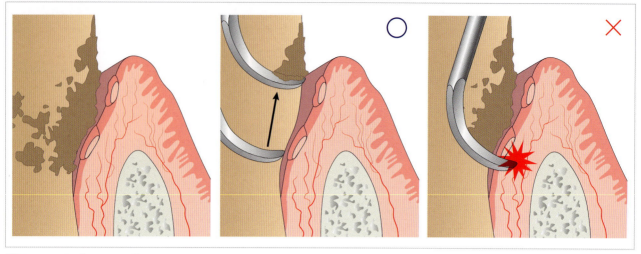

図1　ルートプレーニング
歯周病の原因は根面にあり，ポケットの内縁上皮の炎症などはその結果にすぎない．ルートプレーニングの際は刃先を根面から浮かさないことが重要で，内縁上皮に器具を引っかけると痛みなどを生じる

炎症のコントロールに必須なルートプレーニング

大坪　麻酔をせずにルートプレーニングを行っているとのことですが，その理由の一つとしてオーバーインスツルメンテーションの回避ということもあるのでしょうか？

牧野　オーバーインスツルメンテーションになってしまう理由の一つに，麻酔で痛くないから，強い力を加えて行ってしまうといったこともあるかもしれません．ただ，適切な時期に適切なルートプレーニングを行えば，"麻酔をしなくても痛みは生じない"と考えています．ルートプレーニングの際に重要なのは，歯周病の原因は根面にあり，ポケットの内縁上皮の炎症などはその結果にすぎないということです．ルートプレーニングが痛いのは内縁上皮に器具を引っかけてしまい，触らなくてもよいところを触ってしまうからであり，そのような操作はクリーピングに必要な組織まで削りとってしまうことにもつながります（図1）．痛みのないルートプレーニングのポイントは，①よくシャープニングされたスケーラーを用いること，②刃先が根面から浮かないこと，③各歯の解剖学的形態の把握，④開始時期です．①〜③は多くの成書があるので，それらを参考にしてもらい，④についてもう少し詳しく説明します．急性炎症時，なぜ歯肉が浮腫性になっているかというと，血管内皮細胞から歯周組織内に液状成分が出ているからであり（図2），これがブラッシングなどにより炎症がコントロールできると，液状成分が出なくなるため浮腫がひいて，前述の「乾いた」歯肉となります．この時がルートプレーニングの開始時期です．ところが，多くの医院では時間や費用といった理由で，この「乾いた」状態になるまで待つことができず，麻酔を用いてスケーリング・ルートプレーニングを行ってしまうため，内縁上皮を傷つけてしまい，痛みが生じ，また出血も多くなり，歯石の取り残しなどにもつながっていると思われます．

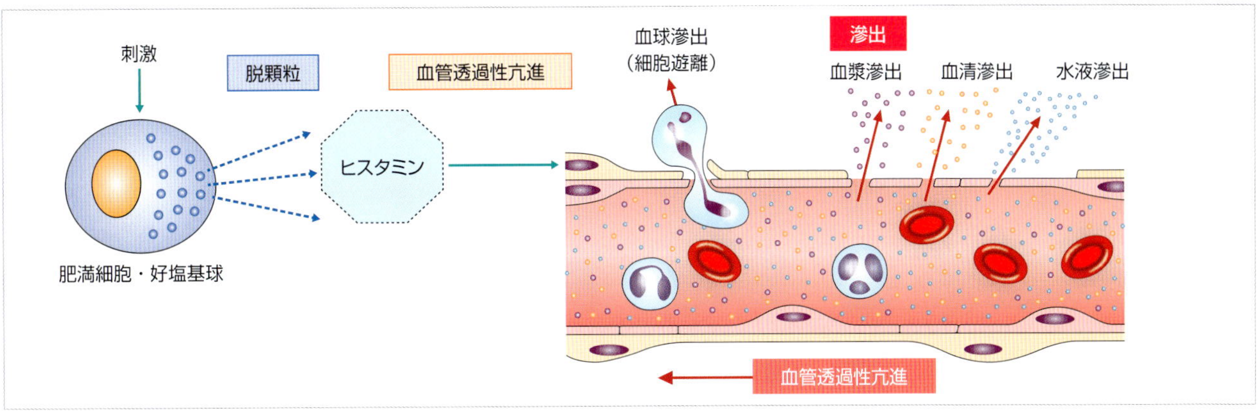

図2 歯肉の浮腫性
起炎性物質が肥満細胞や好塩基球を刺激し，ヒスタミン等のケミカルメディエーターを放出→血管透過性が亢進し，液状成分が血管外に滲出する．血液の粘稠度が増加し，血流が緩やかになって，流れが静止する→血管透過性がさらに亢進し，液状成分や血漿タンパク（滲出液），細胞成分（滲出細胞）が滲出して，組織は浮腫性になる（下野2011[2]より）

大坪 適切な時期に適切な処置が重要ということですね．ルートプレーニングの目的として病的セメント質の除去があるかと思いますが，一方で削りすぎ，すなわちオーバーインスツルメンテーションの問題もあります．ルートプレーニングでセメント質を除去した場合，どのようなことが起こるのでしょうか？

下野 動物実験の結果ですが，セメント質を除去しても，健康な歯根膜さえあればセメント質は再生してきます．特にセメント質は添加し続ける組織といわれていますが，汚染されていたり，病的セメント質が残っていると，再生は起こらないため，まずは汚染・病的セメント質をきれいに除去することが重要です．ルートプレーニングはオーバートリートメントであり，洗浄・研磨するだけで十分との考えもありますが，原因の除去が炎症治療の大原則であることから，再生を期待するのであれば，洗浄・研磨だけでは不十分です．

大坪 洗浄や消毒，研磨だけでは治らないということですね．

下野 研磨や洗浄で十分と主張する考え方の背景には，歯肉結合組織と接触した歯根は吸収が起きるので，セメント質を除去してはならないという仮説があります．しかし，これは根拠となる実験系に問題があると言わざるを得ません．被包は起きるが，吸収は起きないことが牧野先生の症例をはじめ多くの臨床例がそれを物語っています．また，研磨や洗浄で十分であるとする根拠に，露出セメント質のエンドトキシンの浸透は20〜30 μmと浅いことをあげていますが，研磨や洗浄では起炎性物質や炎症の原因が完全に除去されているのか疑いが残ります．百歩譲ってエンドトキシンが浸透していないとしても，それは無細胞性セメント質の話です．実際は，無細胞性セメント質はほんのわずかで，歯根の80%は細胞性セメント質に覆われています（図3）．細胞性セメント質ではセメント細胞が互いに小さな突起でつながっており，セメント質表面がエンドトキシン

— 第II編 臨床編

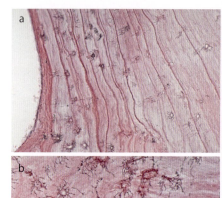
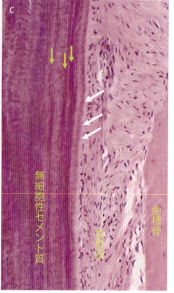

図3 細胞性と無細胞性のセメント質
a, b：細胞性セメント質．歯根の約80%は細胞性セメント質によって被覆されている．細胞性セメント質では多数のセメント細胞が突起を出して連絡している（ボディアン染色）
c：無細胞性セメント質に細胞はみられない．セメント質内にはヘマトキシリンに染まる成長線（黄色矢印）と歯根膜に伸びるシャーピー線維（白色矢印）が認められる

によって汚染されると，汚染は小さな突起を介してセメント質全体に波及すると考えられますので，セメント質は壊死してしまいます．したがって，炎症の原因はルートプレーニングによってきれいに除去することが必須といえるでしょう．

大坪 オーバートリートメントをあまりにも恐れすぎるのではなく，むしろしっかりと除去することが重要ということですね．多くの矯正歯科医院では，弱い力で矯正治療を行い，出てきた歯石を除去するということを繰り返しているのが現状かと思いますので，矯正歯科医の先生方にもぜひ知ってもらいたいですね．矯正歯科医院では超音波スケーラーを使用することが多いのですが，その使用についてはいかがでしょうか？

牧野 超音波スケーラーについては，適切な使用法を知らない先生も意外といますので，簡単に説明します．まず超音波スケーラーにはピエゾ式とマグネット式があります．ピエゾ式は，チップの先が直線方向に動くので，歯面に対して側面を当てるように操作しなければなりません．マグネット式は，ハンドピースの中に磁石があって磁場によって作動し，楕円の動き方をします（図4）．そのため，チップのどこかが当たれば除去できるので，初心者にも使いやすいといわれています．したがって，両者では駆動が違うので，正しく使用するためにはまず自身が使っている装置がどちらなのかを知らなければなりません．また，気をつけなければならないのは，チップには変曲点という振動しない部分があるということです．チップが2 mm短くなると効果は50%も下がるといわれています．そのため，ある程度まですり減ったらチップの交換が必要となります．

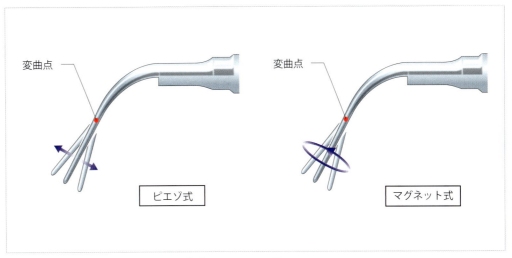

図4 ピエゾ式とマグネット式の超音波スケーラーの違い

また，超音波スケーラーは振動で除去するので，根分岐部，下顎側切歯の遠心や上顎第一小臼歯の近心の凹んだ部位には特に有用です．しかし動かし方については注意が必要で，効果のある部分は限られていますので，よく考えて用いなければ，取り残しが多くなるだけでなく，硬い歯石などは除去できず表面を磨いたような状態になり，すぐにプラークが付着します．したがって，超音波スケーラーを用いた場合はその後のルートプレーニングが必須と考えています．

自然移動と矯正治療

大坪 牧野先生の症例（第Ⅱ編 Chapter 3 参照）で驚かされたのは，炎症のコントロールによって自然移動が起こり，歯列不正も治っているところです．Case 4 は，3〜4カ月というかなり早期に自然移動でスペースが閉じていますが，どのように考えて治療を行ったのでしょうか？

牧野 本症例はもともと歯列不正があったと思われるのですが，特にここ数年で悪化したとのことから，歯周病により歯の病的移動が起こったと推測されます．また頬舌的な歯列不正が著しいのですが，自然移動では口唇と舌の筋圧の中立帯に歯が誘導されること，そして矯正専門医の友人から「成人で矯正すると犬歯間幅径，つまり下顎の犬歯は元の位置に戻ること」を聞いていたので，1歯を抜歯すれば歯は並ぶと考えました．まずはブラッシングを徹底し，1カ月半くらいで乾いた歯肉になり，このタイミングで1̄を抜歯し，周囲組織が引き締まってくるのを待ってからルートプレーニングを開始しました．ルートプレーニングは，前述のように無麻酔，1歯1回で1時間くらいかけて行いました．3歯が終わった段階で，スペースがかなり閉じているのがわかります．その後，スペースが完全に閉じて歯周組織も安定したのですが，この間，自然移動で引っかかるところをプラスチックストリップスでわずかに削った程度で，矯正装置などは何も使っていません．

― 第 II 編　臨床編

CASE 4　自然移動による歯列不正の改善

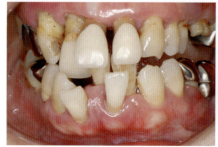
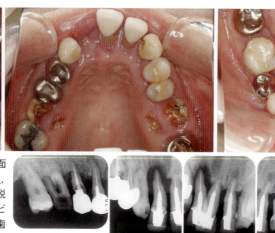

4-1〜4-4　2004年2月．初診時（咬合面観は初診より1週間後）．6 5 2 1|1 2 6, |7 はすでに保存不可能（|2 は初診時に脱落）．それ以外の残存歯も大半はプロービング値が深く，骨吸収も大きい．挺出や歯間離開等の歯の病的移動が著しく，咬頭嵌合位が定まらず，前方側方運動は困難．咬合崩壊を伴う重度慢性歯周炎と診断した

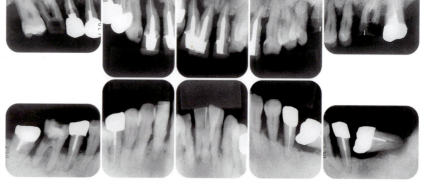

4-5, 4-6　2004年2月．炎症が強い．SRPは行わずブラッシングを徹底させて浮腫の消退を待つ

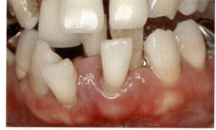
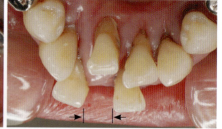

4-7　2004年4月．初診より1カ月半．プラークコントロールによって浮腫が消退．この段階で 1| を抜歯

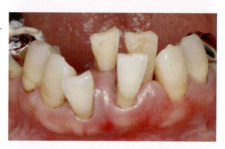

4-8, 4-9　2004年6月．1| を抜歯後1週間．プラークコントロールが定着．炎症が消退し，歯肉縁下にあった歯石がみえてきた．すでに歯間のスペースが閉じはじめている．ここでルートプレーニングを開始．歯石の沈着は強固で，1歯に1時間程度を要した．また，炎症の消退とともに，歯の自然移動を誘導するために，毎回プラスチックストリップスで歯の重なる部分を削除した

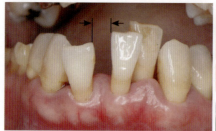
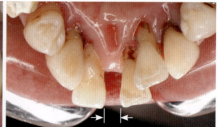

4-10, 4-11 2004年7月. |1 2 3 の根面が滑沢になり、歯肉が引き締まってきた. 3 2|のルートプレーニングを行う. |1 は舌側に、|2 は唇側に移動しようとしているので、その動きを助け誘導するため、|1 2 間のエナメル質をプラスチックストリップスでわずかに削ってスペースをつくっておく（黄色矢印）. それに向かって歯が移動すると考えた

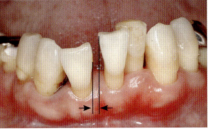
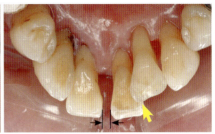

4-12, 4-13 2004年8月. 2|1 の間のスペースがさらに小さくなってきた. 前回作っておいた|1 2 間のスペースが閉じてコンタクトしていることを確認したら、再度プラスチックストリップスでスペースをつくり誘導する

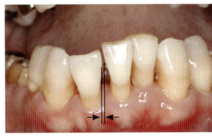
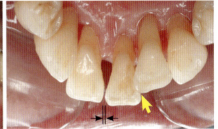

4-14, 4-15 2004年9月. プラークコントロールをさらに強化し、プラークが再度付着せず歯面が滑沢になっていることを確認する. 歯の移動は緩除になってきたため、プラスチックストリップスによる削除は少量にとどめる

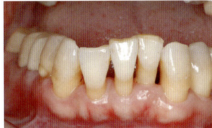
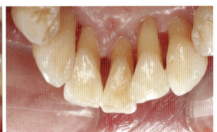

4-16, 4-17 2004年11月. 歯間離開が閉じてコンタクトし、歯周組織は安定した. 自然移動はここで完了と判断

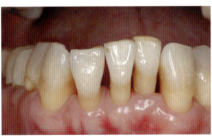
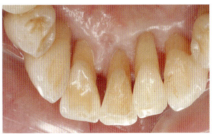

4-18, 4-19 2006年1月. 最終補綴時. その後も良好なプラークコントロールのもとに歯周組織は安定している

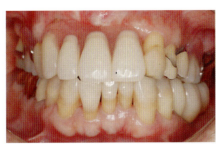
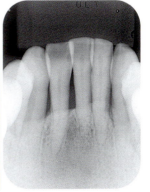

― 第Ⅱ編 臨床編

CASE 5　良好な炎症のコントロールを維持した長期症例

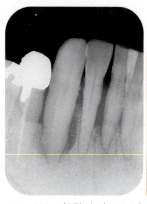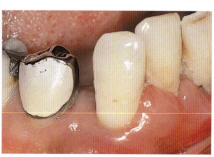

5-1, 5-2　初診時（1995年9月）．根尖近くに及ぶ骨欠損と歯間離開が認められ，歯肉腫脹が著しいことから，ブラッシングによる炎症の消退を待った

大坪　自然移動後に矯正治療を行う場合，骨レベルを揃えることはあるのでしょうか？

牧野　骨レベルを揃えようとした場合，症例によっては失活しなければならないこともあります．歯周病への罹患しやすさは，プラークコントロールの状態，個人差などによっても異なるので，生活歯のまま温存するのか，失活してでも骨レベルを揃えて歯周病の再発を防止するべきなのかは，それぞれの症例に応じて判断しなければならず，一概にはいえません．

下野　矯正治療を行うにしても，プラークコントロールの大前提が守られていなければレベリングは難しいことがあります．特に成人矯正の場合，メインテナンスも含めた継続的なプラークコントロール（歯周ケア）が重要といえるでしょう．

大坪　例えばこの状態で5，10年と経過した場合，骨レベルは変化して平均化するのでしょうか．

牧野　それでは，実際の長期症例を提示したいと思います．**Case 5**は46歳の女性で，３⏌が腫れて痛いという主訴で来院されました．歯の病的移動が起きており，咬合性外傷も強く関わっていると思われます．歯科衛生士がブラッシング指導を行ったところ，炎症が消退し，乾いた歯肉になりました．ここでルートプレーニングを行ったのですが，当時の技術ではどうしても除去できない歯石があったため，フラップを開いて除去し，肉芽組織は触らずに縫合しました．その後，咬合調整，矯正治療，補綴治療を行い，メインテナンスに移行しました．メインテナンスに移行後，付着歯肉のなかったところから，徐々にフェストゥーン様に歯肉が硬くなって角化し，隣在歯の付着歯肉と変わらないぐらいになってきました．メインテナンスが22〜23年ぐらい続き，デンタルX線写真を撮影してみると，骨の再生がみられ，長い上皮性付着が結合組織性付着に変化した可能性がありました．そこで，CTを撮影すると，骨が隣在歯とあまり変わらない程度までできており，結合組織性付着に変化したのではないのかと考えています．

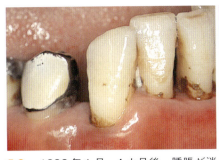 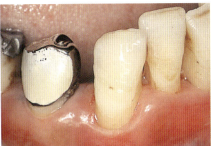 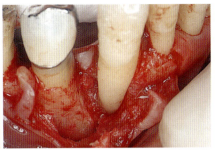

5-3 1996年1月．4カ月後，腫脹が消退して歯肉縁下の歯石が露出してきた．ここでルートプレーニングを開始

5-4，5-5 1996年2月→1996年5月．WHOプローブにて触知するものを明視下にて廓清する目的で歯周外科を行った．近心に小さな歯石が確認できたため，これを除去した

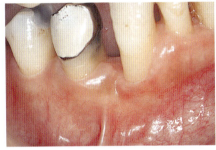 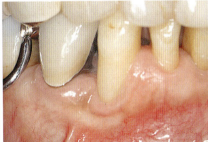 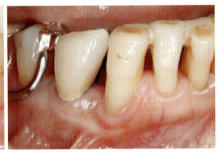

5-6〜5-8 1996年8月→2000年5月→2005年10月．隣接面には少しクリーピングがみられるものの，フェストゥーンが生じてそれが付着歯肉へと変化して歯周組織の安定を示している

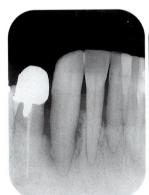 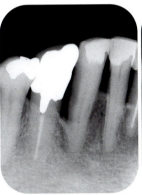 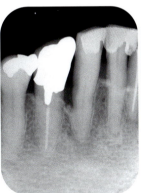 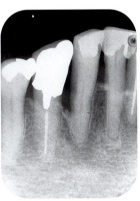

5-9〜5-12 1996年5月→2008年7月→2012年6月→2018年6月．長い上皮性付着の治癒を示していたが，徐々に変化して2012年では骨が再生している

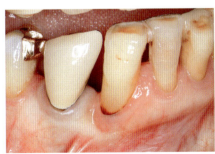 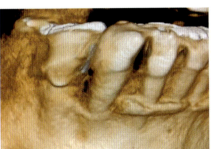 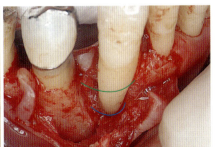

5-13〜5-15 2018年5月．CTを撮影すると，骨が隣在歯とあまり変わらない程度までできており，結合組織性付着に変化したと考えている（青線：歯周外科時の骨頂，緑線：CT像から推測される現在の骨頂）

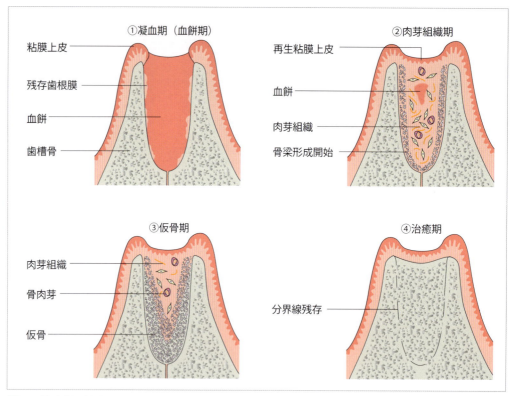

図5　抜歯創の治癒過程
　治癒過程は，第1期の凝血期（血餅期），第2期の肉芽組織期，第3期の仮骨期，第4期の治癒期，の4期に分けられている（下野ら 2018[3]より）

大坪　このような長期症例は初めてみたのですが，長期の炎症のコントロールで骨ができてくるのは驚きました．矯正歯科医はこのような長期にわたって症例を追うことが難しいのですが，長い期間プラークコントロールを維持していくことの重要性を改めて痛感いたしました．長期のプラークコントロールにはメインテナンスも重要となりますが，どのくらいの頻度で行っているのでしょうか？

牧野　当院では通常6カ月，少しリスクのあるような患者さんは3カ月ぐらいです．あとは患者さんに希望を聞き，最短は1カ月の方もいます．押しつけてもおそらく受診しないので，患者さんのできる範囲で行っています．

抜歯空隙の矯正治療

大坪　自然移動は，矯正治療で力を加えて歯を動かすよりも生理的な移動であり，歯根膜の少なくなった歯周病患者においては非常に有用で，矯正治療の開始を遅らせることの重要性を痛感しました．一方で，便宜抜歯して，隣在歯を矯正治療で歯体移動する際に，抜歯した部位の歯槽骨が吸収してしまい，歯の動きが悪くなってしまうことがあります．このような場合は，抜歯後早期に隣在歯を動かす必要があると思うのですが，患者さんが来院されないなどの理由で，半年も経ってしまうと隣在歯が動かなくなり，抜歯空隙を閉鎖できないといったトラブルも多いです．

牧野 抜歯したら骨が喪失するというのはインプラント治療でもよくみかけます．歯槽骨は歯牙依存性の組織なので，歯を喪失したら歯槽骨も速やかに吸収しますよね．

下野 骨吸収についてはそのとおりです．動きにくくなることについては，抜歯創の治癒過程を理解するとよくわかると思います．治癒過程は，凝血期，肉芽組織期，仮骨期，治癒期に分けられ，少なくとも仮骨期までに動かすことが重要です（図5）．仮骨期までには抜歯から1カ月ぐらいあり，骨がターンオーバーしていますが，2カ月を超えると硬い骨へと変化していきます．3カ月ぐらいまででであればまだ歯は動きますが，半年や1年経ってしまうと難しくなると推測できます．

牧野 このような治癒過程を実感するのは自家歯牙移植を行う時で，抜歯後1.5カ月ぐらいですと，抜歯窩のところに付着歯肉ができている一方で，骨の部分は治癒が十分ではないため，うまくいくことが多いです．

大坪 私も経験上，矯正治療を開始するのは抜歯後3〜4週ぐらいまでが最適と考えています．下顎は，上顎と比べて骨が吸収しやすく，その後も硬くて抜歯空隙が閉じづらいことを経験するのですが，これにも理由はあるのでしょうか？

下野 下顎は上顎よりも緻密骨が極端に厚く，また歯根が歯槽骨から飛び出すような形態になっているため，抜歯によって歯がなくなると，一気に吸収が進行してしまいます．これは下顎の特性であり，"頬側に歯を移動するのは危険"というのはそのとおりで，開窓や歯肉退縮の一因となります．

矯正治療中の歯周ケア

大坪 矯正治療中のプロフェッショナルケアについて，当院では矯正治療中もかかりつけ歯科医の医院に通ってもらうようにしていますが，牧野先生の医院では矯正歯科医との連携はどのようにされていますか？

牧野 リスクのある患者さんはできるだけ来院してもらうようにしていますが，うまく連携を図るのは難しいですね．以前に歯周治療が終了したら，当院には来院されず，矯正治療中は矯正歯科医の医院でクリーニングされていたようなのですが，歯周病が再発してしまい，私が診たときにはすでに重度の状況に陥っていたことがありました．患者さんとしては矯正歯科医でクリーニングしていたので大丈夫と思っていたようです．したがって，矯正歯科医院でもプロービングなどを行っていただき，再発の兆候がみられたら，たとえ矯正治療中であっても，それが終了するのを待たずにかかりつけ歯科医や歯周病専門医に診てもらうように促してくれればと考えます．

大坪 そのような事例を聞くと，矯正歯科医としては胸が痛いです．矯正歯科医院でもプロービングなどは行っているのですが，歯科衛生士に任せていることも多く，医院内，そしてかかりつけ歯科医や歯周病専門医とうまく連携していかなければなりませんね．

Ni-Ti合金ワイヤーの有用性と危険性

大坪 10歳代と20〜30歳代，そして最近増えている40歳代以降の歯周治療とともに矯

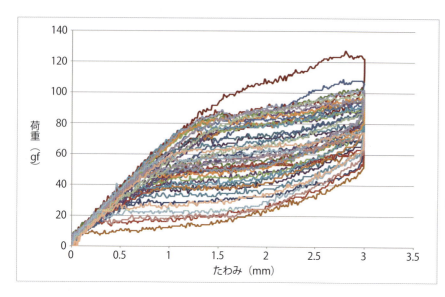

図6 日本で市販されている各種矯正用Ni-Ti合金ワイヤー（φ0.012インチ）の荷重-たわみ曲線
同じサイズの超弾性型Ni-Ti合金ワイヤーであっても，その特性は大きく異なる

正治療を行う患者さんとでは，歯根膜や骨の状態が異なっているので，最適矯正力も違うのではないかと考えています．歯根膜面積に対する最適矯正力についてはいろいろな研究があり，結構大きな数値が記載されていることもあるのですが，歯周病で歯槽骨が1/2吸収していれば面積は1/4になってしまうので，矯正力も1/4程度の弱い力がよく，歯周病患者にはNi-Ti合金ワイヤーが最適と考えられます．

牧野 Ni-Ti合金ワイヤーを用いれば，弱い力で歯を動かすことができるということでしょうか．

大坪 基本的にはそうなのですが，すべての製品で同じというわけではなく，強い力が加わってしまうNi-Ti合金ワイヤーもあります．日本では現在，30社ぐらいがNi-Ti合金ワイヤーを市販しているのですが，調べてみると矯正力はかなり異なっており，すばらしいワイヤーもあれば，安易に用いると危険なワイヤーもあります．ここでは，歯周病患者ということを考え，最も弱い力となる細いNi-Ti合金ワイヤーのデータを図6に示しましたので，材料を選ぶ際に参考にしていただけると，自然移動に近いような矯正治療も可能になるかと考えています．

下野 製品によって矯正力が5倍以上も違うのですね．

大坪 矯正力はかなり異なるので，製品選択は慎重に行うべきです．Ni-Ti合金ワイヤーのもう一つの特徴として衝撃吸収能があります．動揺歯の暫間固定などに用いると衝撃を吸収してくれるので，歯周治療の際にも有用と思われます．

牧野 Ni-Ti合金ワイヤーは，歯に沿って曲げることができるのですか？

大坪 曲げるには熱処理装置が必要です．熱処理装置で500℃，5～10秒で曲げると，形状を付与することができます．そのほかNi-Ti合金ワイヤーは，曲げた力と実際の矯正力とは違うこと，飲食物の温度によって矯正力が変化することなど他の材質のワイヤーとは異なる性質を有するのですが，まだまだ伝わっていないことも多く，これらの性質を理解して用いなければ思わぬトラブルを招きかねません．

CHAPTER 1 鼎談 矯正治療における歯周ケアの重要性

下野　用いるワイヤーの材質を知ることは，最適な治療を行ううえで重要ですよね．

大坪　そう思います．既製の Ni-Ti 合金ワイヤーの登場によって，ステンレススチールワイヤーを曲げなくても，細い Ni-Ti 合金ワイヤーを用いるだけで歯列が並ぶため，矯正治療を簡便にしたのは確かですが，逆に危ない症例も多いというのが実感です．材料の知識，そしてこれまでの矯正の知識なども踏まえたうえで用いないと，歯槽骨内の適切な位置に歯根を並べ，安定した咬合を得ることはできないと考えています．

まとめ

大坪　牧野先生が提示した症例からもわかるように，矯正治療前に歯周組織の炎症のコントロールが非常に重要であること，それには適切な時期に適切な処置を行うことが大切であることを痛感いたしました．そして，歯根膜が少なくなった歯周病患者に対して矯正治療を行う場合は，適切な Ni-Ti 合金ワイヤーをよく理解して用いることが重要と考えます．

下野　成人に対する矯正治療の場合，継続的なプラークコントロールによる歯周ケアが求められます．矯正治療前における炎症のコントロールが重要であることをよく理解してほしいですね．そのためのルートプレーニングでは，炎症の原因除去をしっかりとていねいに行っていただきたいと思います．

牧野　前述したように，歯周病の診断をせずに矯正治療を開始しないことが重要で，しっかりと炎症をコントロールしたうえで，矯正治療を行うべきです．また，歯周病の兆候がみられた場合は，矯正治療が終わってから歯周治療を依頼するのではなく，早期に診断と治療を依頼したほうがトラブルも少なく，良好な予後が見込めるのではないでしょうか．

大坪　本日はありがとうございました．

文　献

1）日本歯周病学会 編．歯周治療の指針 2015．医歯薬出版，2016．
2）下野正基．新編治癒の病理．医歯薬出版，2011．
3）下野正基ほか編．新口腔病理学．第 2 版．医歯薬出版，2018．

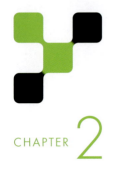

CHAPTER 2

歯周治療と矯正治療
〜インターディシプリナリーアプローチ〜

二階堂雅彦　MASAHIKO NIKAIDO
東京都・二階堂歯科医院

　歯周治療と矯正治療は切っても切れない関係にある．歯周病の進行とともに付着や骨支持が喪失し，歯の位置移動や臼歯部の近心傾斜，そして咬合の崩壊を招く．また矯正治療のターゲット年齢である10歳代後半から20歳代にかけては，いわゆる侵襲性歯周炎の発症時期でもあり，これらの患者に歯周病的な管理を行わずに矯正治療を進めると，歯周病の進行を加速させてしまう．

　本稿では，歯周治療の見地から矯正治療と関連のある項目を抜き出し，この2つのスペシャリティがどのように協力関係を築いていくべきか，主に歯周治療の観点から述べていきたい．

歯周治療と矯正治療に関連するトピック

　歯周治療と矯正治療に関連する主なトピックとしては，以下の3つがあげられる．

1 歯周病患者への矯正治療

　歯列不正を伴う歯周病患者をみる機会は多い．そこには2つのケースがあり，一つはもともと歯列不正のある患者に，口腔衛生の困難さが引き金となって歯周病が生じるケースである．もう一つは，歯周病の結果として歯列不正が生じるケースであり，「歯の病的移動」（Pathological Tooth Migration, PTM）ともよばれる（図1）．さらに両者が複合したケースもありうる．

　歯の病的移動は歯周病患者の55.8％にみられる[1]という報告もあるほど歯周病患者の一般的な合併症で，進行した場合は矯正治療を行わないと歯を本来の位置に戻すことはできない．また，臼歯部の咬合支持が失われて臼歯部咬合崩壊（Posterior Bite Collapse, PBC）の状態を呈すると，未治療の場合は歯周組織の破壊が相乗的に進行する．

2 歯肉退縮に対する対応

　矯正治療後に時として歯肉退縮を生じることがある．これらを外科的に修復するテクニックは根面被覆術とよばれ，歯周形成外科（Periodontal plastic surgery）の一分野である（図2）．

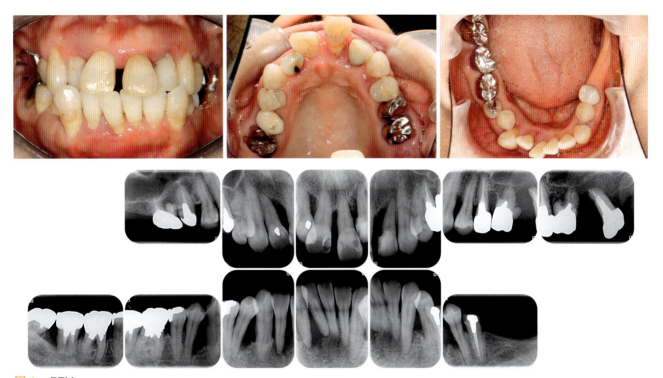

図1　PTM
48歳の女性．進行した骨欠損，臼歯部の欠損（咬合崩壊）を放置したため，歯の病的移動を生じている

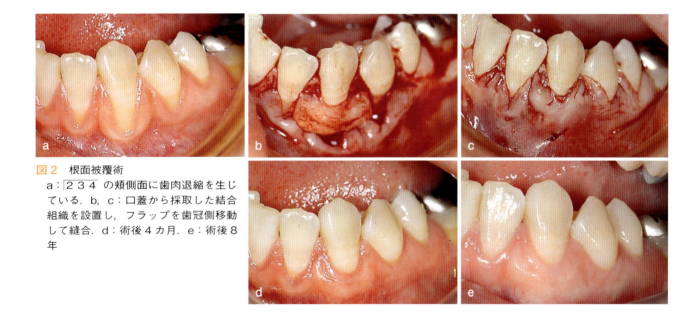

図2　根面被覆術
a：2̲3̲4̲ の頰側面に歯肉退縮を生じている．b, c：口蓋から採取した結合組織を設置し，フラップを歯冠側移動して縫合．d：術後4カ月．e：術後8年

3 コルチコトミーを応用した迅速な矯正治療

　矯正対象患者の皮質骨に対して外科的にコルチコトミーを行い，矯正治療の期間短縮を図る手法は以前から行われてきた[2]．近年，それを改良したPAOO（Periodontally Accelerated Osteogenics Orthodontics）という手法が報告されている[3]．

第 II 編　臨床編

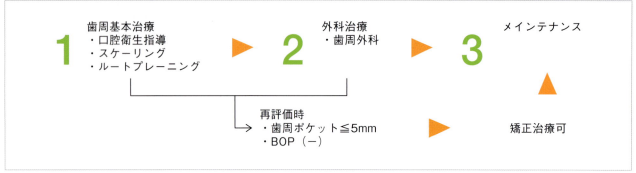

図3　歯周治療と矯正治療の手順

歯周病患者の矯正治療

1 歯周病的診断と治療

矯正治療が予定されているすべての患者には歯周病的検査を行う必要がある．検査はプロービング，プラークコントロールの記録，X線撮影からなり，さらに歯周病が疑われる際にはプロービング時の出血（Bleeding on probing，BOP），動揺度，根分岐部病変を記録する．

歯周病（歯肉炎，歯周炎）と診断された場合には，矯正治療より歯周治療を先行させなくてはならない．歯周治療は図3に示す手順で行われるが，矯正治療前には必ず歯周基本治療を終了させておく必要がある．再評価において一般的にはプラークコントロールが良好で，炎症のコントロールが達成，すなわちBOPがない状態まで改善されれば，矯正治療を開始する．深い歯周ポケット（6mm以上）が存在し，BOPを伴う場合は外科治療を考慮する．さらに，歯周病患者の矯正治療中には緊密なメインテナンスが必須である．歯周ポケットの炎症がある状態で歯の移動を行うことは，咬合性外傷が歯周炎進行のリスクファクターになるのと同様に，歯周炎の進行を加速しかねない．

2 侵襲性歯周炎※患者への矯正治療

(1) 侵襲性歯周炎の特徴

一般的に矯正治療は永久歯列の完成した10歳代後半から20歳代にかけて行われることが多いが，この時期は侵襲性歯周炎の発症する年齢と重なる．侵襲性歯周炎[4]は比較的若年において発症し，急速なアタッチメントロスと骨破壊を特徴とする歯周病である．患者は通常，歯周炎以外については健康であるが，家族集積があり，細菌性沈着物と歯周組織破壊の程度は一定でない．細菌検査では*A.a.*菌や*P.g.*菌の上昇，また貪食能の異常など免疫系の異常が生じる．遺伝的素因の強い歯周病と考えられている．細菌やその産生物に過剰に反応するグループであることから，"Periodontal hyper responder"（過剰に反応する患者群）と称されることもある[5]．さらに切歯，第一大臼歯に特徴的に発症する「局所型侵襲性歯周炎」と，全顎的な発症をみる「広汎型侵襲性歯周炎」に大別される．

※2018年に歯周病の新分類がアメリカ歯周病学会，ヨーロッパ歯周病連合より発表された[6]．それによると，従来の慢性歯周炎，侵襲性歯周炎という分類から，歯周炎を重症度（Staging）と進行の速度（Grading）という2つの指標の組合せにより分類している．従来は比較的低年齢者の歯周炎を表す用語として，「若年性歯周炎」（1989年の分類），「侵襲性歯周炎」（1999年の分類）があったが，新分類ではそのような表現はなくなった．本稿では執筆時はまだ新分類が発表されていなかったこと，また矯正治療のターゲット年齢と重なる比較的低年齢者に発現した歯周炎を取り扱ったため，従来の分類である侵襲性歯周炎を用いている

76

CHAPTER 2 歯周治療と矯正治療〜インターディシプリナリーアプローチ〜

CASE 1 広汎型侵襲性歯周炎

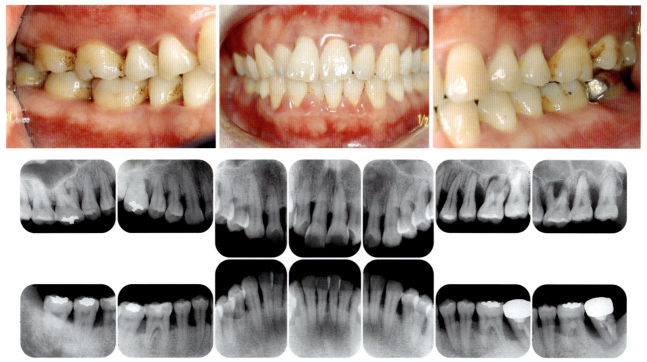

1-1〜1-5 初診時．30歳，女性．歯周治療を行ってほしいとの矯正医からの紹介で来院．歯科病歴としては，ときどき歯肉に腫脹を自覚するも放置していた．パラファンクションの自覚がある．喫煙者．歯肉には強い炎症があり，歯間乳頭に腫脹が認められた．また，Hyper responderの特徴である多発性骨縁下欠損が認められる．6，7 は根尖までの骨吸収があり，Hopelessの状態であった．すべての歯に4mm以上の歯周ポケットが認められ，BOP（1点法）も100％であった

（歯周ポケットは≧4mmを記載している）

（2）Case 1

Case 1は当院に矯正専門医から紹介された30歳の女性で，以下に示すHyper responderの象徴的な特徴を有する．

①**歯肉の強い炎症**：口腔内所見では，歯肉辺縁や歯間乳頭部に強い炎症がみられる（1-1〜1-3）．歯周ポケット内で嫌気性菌を起点とする，さまざまな病態変化の結果が歯肉への炎症という形で表されてくる．

②**歯周組織の急速な破壊**：X線写真，ペリオチャートをみると，30歳という年齢に比して全顎的な深い歯周ポケットとBOP，歯槽骨の吸収がみられる（1-4，1-5）．6 と 7 はHopeless（保存不可）の状況である．

③***P.g.*菌の上昇**：初診時にリアルタイムPCR法による細菌検査を行ったところ，非常に高い数値（59％）を示した（1-6）．これらの破壊的歯周炎は通常，*P.g.*菌に代表される嫌気性菌が起点となる．

― 第 II 編 臨床編

Total Bacteria Counts	4,400,000	Base Line
A. actinomycetemcomitans	3,300	0.08%
P. intermedia	12,000	0.27%
P. gingivalis	2,600,000	59.09%
T. forsythensis	N/A	N/A

1-6 初診時の細菌検査
リアルタイムPCR法による細菌検査では, 59%ととてつもなく多くの P.g.菌が検出された. N/A：not applicable

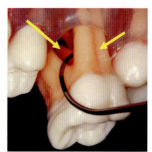

図4 解剖学的な隙間
多発性骨縁下欠損の理由は, 根面溝や根分岐部などのいわゆる解剖学的な隙間に沿って比較的急速に炎症が進行するためと筆者は考察している

1-7, 1-8 歯周基本治療後. 歯間乳頭など見た目の炎症は大きく消退し, 歯周ポケットの深さも改善された. しかし, BOPの減少は限定的で, 炎症のコントロールが不十分なことを示唆している

Total Bacteria Counts	21,000	After SRP
A. actinomycetemcomitans	3,000	14.29%
P. intermedia	0	0.00%
P. gingivalis	3,200	15.24%
T. forsythensis	N/A	N/A

1-9 歯周基本治療後の細菌検査
再度の細菌検査を行ったところ, 総菌数は大きく減少したが, いまだに多くの P.g.菌を認め, さらには初回の細菌検査では少量だった A.a.菌の構成比率が大きく上昇した

④**多発性骨縁下欠損**：歯根表面の根面溝や根分岐部などは凹面をなし, この凹面は "anatomical niche"（解剖学的な隙間）と呼ばれ, 炎症はこの付着の弱い部分に沿って進展する（図4）. このプロセスが急速に進む侵襲性歯周炎では多発性骨縁下欠損として表れやすい.

以上の所見から広汎型侵襲性歯周炎の診断のもと, 歯周基本治療を開始した. 口腔内を4ブロックに分けてSRPを行い, 同時にHopelessと予後判定された 6̲, 7̲ を抜歯した. 歯周基本治療後, 歯肉の炎症は消退したが, BOPは多く存在した（1-7, 1-8）. その理由は細菌検査をすると明らかになり, いまだに多くの嫌気性菌が存在したのである（P.g.菌だけでなく, A.a.菌の構成比率も大きく増加している, 1-9）. P.g.と A.a.両菌に対して抗菌スペクトルを有するレボフロキサシンを用いて抗菌療法を行った後, 臼歯部については歯周組織再生療法を行った（1-10, 1-11）. 再評価まで一時的な帰郷のため1年の時を経たが, 深い歯周ポケットは観察されず, X線写真でも骨縁下欠損の平坦化, 根分岐部病変の閉鎖が観察された（1-12～1-15）. さらに細菌検査でも嫌気性菌は消失し, その後に矯正治療を完了させた（1-16～1-17）.

1-10, 1-11 歯周組織再生療法
レボフロキサシン（クラビット）を 300 mg/日を 7 日間投与した後，エナメルマトリックスデリバティブ（EMD）を用いた再生療法を行った

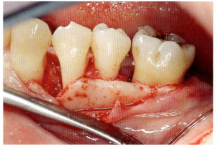
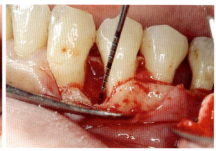

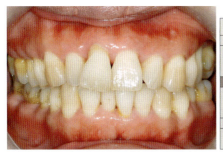

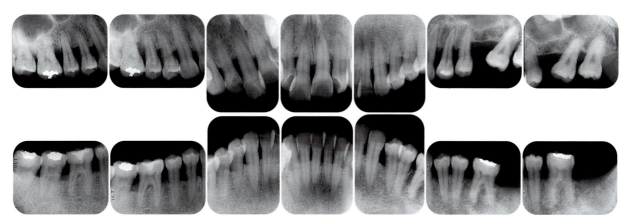

Total Bacteria Counts	630,000	
A. actinomycetemcomitans	0	0.00%
P. intermedia	0	0.00%
P. gingivalis	0	0.00%
T. forsythensis	N/A	N/A

1-12～1-15 再生療法後 1 年
一時的な帰郷のため，最後の歯周外科を行ってから 1 年以上が経過．そのため，|6 の欠損を放置したことで，|7 の近心傾斜がみられた．しかし，初診時と比較すると，多発性の垂直性骨欠損は平坦化し，|6 の根分岐部病変の閉鎖など，骨欠損は大きく改善した．PPD や BOP の改善も著しい．また，細菌検査では嫌気性菌は検出されなかった

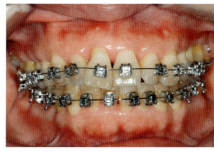
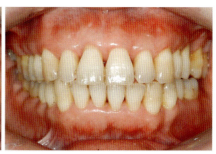

1-16, 1-17 矯正治療中と術後
紹介元の矯正専門医にて矯正治療を完了させた

― 第II編 臨床編

CASE 2 局所型侵襲性歯周炎の長期症例

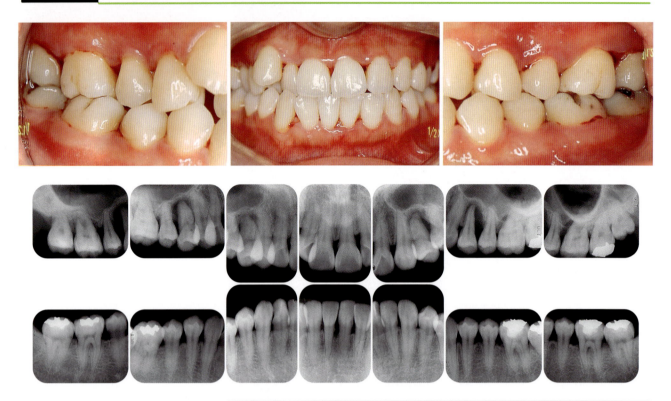

2-1〜2-6 初診時．25歳，女性．2年前から大学病院で治療を受けているが，症状の改善がみられないとのことで，当院を受診．ブラキシズムの自覚がある．非喫煙者．全顎的な歯肉の腫脹が認められる．歯列不正があり，ガイディングティースが小臼歯となり，上顎犬歯は側方運動に参加していない．25歳にもかかわらず，4|4 はすでに根尖までの骨吸収がみられ，Hopelessの状態を呈す．また 6|6 には垂直性骨欠損，Ⅱ度の根分岐部病変を認め，下顎前歯部にもアタッチメントロスがあり，局所型侵襲性歯周炎と診断される．また，すべての歯でBOP（1点法）が認められたことは，歯周組織の炎症の強さを物語っている．リアルタイムPCR法による細菌検査でも高値の*P.g.*菌が検出された．典型的なHyper responderの所見を有している

Total Bacteria Counts	2,600,000	Base Line
A. actinomycetemcomitans	0	0.00%
P. intermedia	0	0.00%
P. gingivalis	150,000	5.77%
T. forsythensis	110	0.00%

(3) Case 2

　次いで侵襲性歯周炎患者に対して歯周治療，矯正治療を行った患者の長期経過について提示する．

　Case 2 は25歳の女性，歯肉の腫脹を主訴に来院した（2-1〜2-5）．2年ほど前から某大学病院に通院していたが，症状の改善がみられないことから，当院に来院した．口腔

CHAPTER 2 歯周治療と矯正治療〜インターディシプリナリーアプローチ〜

F.I			D=Ⅱ M=Ⅰ	D=Ⅰ M=Ⅱ										M=Ⅰ D=Ⅱ		
動揺度			+	2	2		2	+	2	2	1		2	+	+	
PPD	B				5									5	6		
	BOP																
	L		6	5	5	4		4	4						5	4	
部位		8	7	6	5	4	3	2	1	1	2	3	4	5	6	7	8
PPD	L		4													4	
	BOP																
	B													5	4	4	
動揺度					+			+	1	+	+			+	1		
F.I				L=Ⅰ B=Ⅰ											L=Ⅰ B=Ⅰ	L=Ⅰ B=Ⅰ	

2-7，2-8 SRP後の治癒は悪く，炎症がなかなか消退しなかった．そこで，再度の口腔衛生指導，抗菌薬（レボフロキサシン）の投与を行った

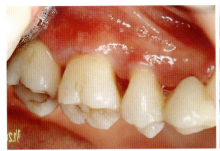
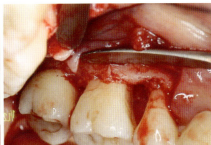
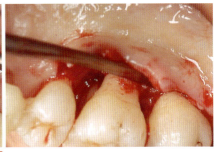
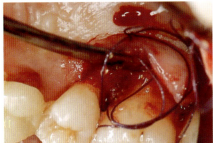
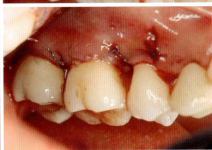

2-9〜2-13 歯周組織再生療法
6|6 の根分岐部病変を含む垂直性骨欠損の再生療法を計画．両歯とも2度の動揺を示し，この歯を救うことができるかが患者の歯列を守る鍵と考えた．フラップ形成後に骨縁下欠損，根分岐部病変内のデブライドメントを行い，次いでEMDに自家骨片を混ぜて患部に置き，吸収性メンブレンで覆った

内所見は，全顎的に歯肉の強い発赤と腫脹などの炎症所見がみられ，6|6 には深い歯周ポケットと2度の動揺，近心にⅡ度の根分岐部病変が存在した．またX線所見では 4|4 は根尖に至る骨欠損が認められ，Hopelessの状態であり，また上下顎前歯部にアタッチメントロスが認められるなど，局所型侵襲性歯周炎の特徴を呈していた．咬合関係はAngleⅠ級であるが，歯列不正により犬歯がガイドの役割をなさず，その役割を担わされた 4|4 がガイディングトゥースとなっていた．また，細菌検査では *P.g.*菌が異常値を示していた（2-6）．

歯周基本治療では，口腔衛生指導後にSRPを行ったが，治療に対する反応が悪く，通常では考えられないSRP直後に膿瘍形成がみられることもあった．4|4 は抜歯をした．SRP後も歯肉の腫脹はいまだに消退しておらず，この患者の反応の悪さを象徴していた（2-7, 2-8）．この治療に対する反応の悪さを解明するために，白血球機能検査を某大学病院に依頼したが，残念ながら検査は失敗に終わった．また 6|6 には深い歯周ポケットと根分岐部病変があり，この歯を守ることができるかがこの患者の歯列を守れるか否かにつながると筆者は考えた．

81

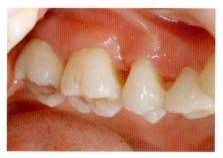
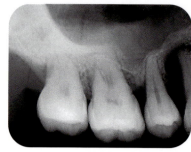
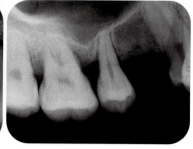

2-14　再生療法後8カ月の口腔内

2-15, 2-16　再生療法の術前と術後1年のX線写真
PPDは4mmとなり，根分岐部病変は完全閉鎖した

Total Bacteria Counts	100,000	
A. actinomycetemcomitans	0	0.00%
P. intermedia	N/A	N/A
P. gingivalis	0	0.00%
B. forsythus	0	0.00%

2-17　歯周治療後の細菌検査
嫌気性菌は検出されなかった

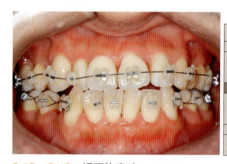

2-18, 2-19　矯正治療時
4|4 部の閉鎖と歯列不正の改善のため，矯正治療を行った

　抗菌療法としてレボフロキサシンを投与し，さらに歯周基本治療を継続したところ，歯肉の炎症の消退をみたため，この患者の治療の鍵を握る 6|6 に対して歯周組織再生療法を行うこととした（2-9〜2-13）．術後経過は比較的順調で，次第に歯周ポケットは浅くなり，X線写真上での骨の添加が認められ，最終的には根分岐部病変が完全に閉鎖した（2-14〜2-17）．

　その後，4|4 部の閉鎖と歯列不正の改善のため，矯正治療を行った（2-18, 2-19）．治療後12年が経過しているが，全顎的に深い歯周ポケットは認められず，懸案であった 6|6 近心の骨欠損は回復し，完全な骨の平坦化が得られている（2-20〜2-23）．この患者は今後，定期的なメインテナンスを欠かさなければ，現在の状態を維持できると考えている．

CHAPTER 2 歯周治療と矯正治療～インターディシプリナリーアプローチ～

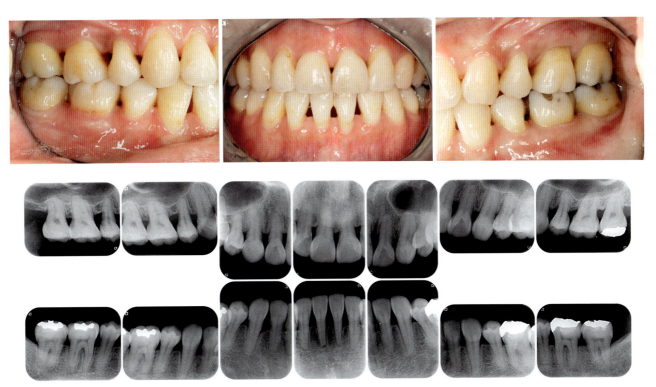

2-20～2-23 治療後 12 年
2～3カ月ごとに SPT を行っており，ナイトガードを装着してもらっている．6|6 近心の骨欠損は完全に平坦化され，メインテナンスしやすい形態になっている．適切な治療とメインテナンスで，歯周病学の見地から Hyper responder である患者の歯列を守ることに成功した

　Case 1 と Case 2 はともに歯周治療を先行させた症例であるが，前述のように矯正治療のターゲット年齢である 20 歳前後というのはまた侵襲性歯周炎の発症時期でもある．侵襲性歯周炎の発症率はその定義によりさまざまであるが，近年のシステマティックレビューによると重度歯周炎の発症率は全世界的に歯周病患者の 11.2％ と報告されている[7]ことから，歯周病患者の 10％ は重度化すると考えてよいであろう．

(4) Case 3

　Case 3 は 25 歳の女性．動的矯正治療が終了したばかりの状態で，1| の膿瘍形成を主訴に来院した（3-1～3-5）．口腔内所見においても同部に強い炎症症状と 12 mm の歯周ポケット，X 線写真では根尖に至る骨欠損が認められた．また，下顎大臼歯と下顎前歯にもアタッチメントロスが認められ，局所型侵襲性歯周炎の特徴を呈していた．細菌検査では多数の *P.g.*菌，*T.f.*菌が検出された．

　この歯を救うためには待ったなしの状況であったため，歯肉退縮やブラックトライアングルが生じることを患者に伝え，歯周基本治療を開始した．SRP 後，炎症症状は大きく改善したが，いまだに 8 mm の深い歯周ポケットが存在したため，歯周組織再生療法にて歯周組織の改善を図った（3-6～3-13）．その後，骨欠損は大きく改善したが，歯肉退縮の治療のため結合組織移植による根面被覆術を行い，メインテナンスに移行した（3-14～3-20）．その後，患者は 3 カ月ごとのメインテナンスを欠かさず，現在に至っている（3-21～3-25）．

第 II 編 臨床編

CASE 3　矯正治療時に歯周病学的配慮が欠けていた可能性のある局所型侵襲性歯周炎

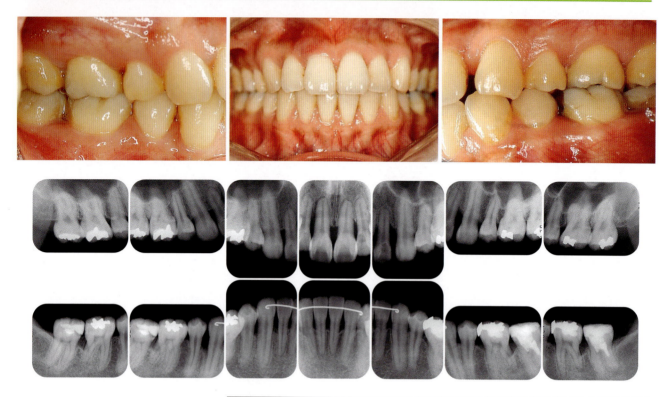

3-1〜3-5　初診時．25歳，女性．1⌋の膿瘍形成を主訴に来院．最近，矯正治療が終了したとのことであった．非喫煙者．1⌋には強い炎症，根尖に及ぶ骨吸収が認められる．また，下顎大臼歯と前歯にもアタッチメントロスが認められ，局所型侵襲性歯周炎の特徴を呈していた

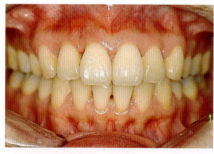
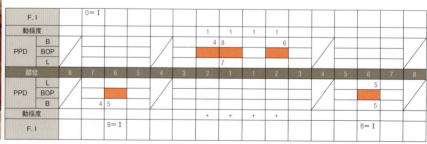

3-6，3-7　歯周基本治療後
炎症症状は大きく改善したが，1⌋には深い歯周ポケットが残存していた

CHAPTER 2 歯周治療と矯正治療〜インターディシプリナリーアプローチ〜

Total Bacteria Counts	−	Base Line
A. actinomycetemcomitans	0	
P. intermedia	N/A	
P. gingivalis	1,900,000	
T. forsythensis	4,800,000	

Total Bacteria Counts	−	After SRP
A. actinomycetemcomitans	0	
P. intermedia	N/A	
P. gingivalis	0	
T. forsythesis	10,000	

3-8, 3-9 初診時と歯周基本治療後の細菌検査

3-10〜3-13 歯周組織再生療法

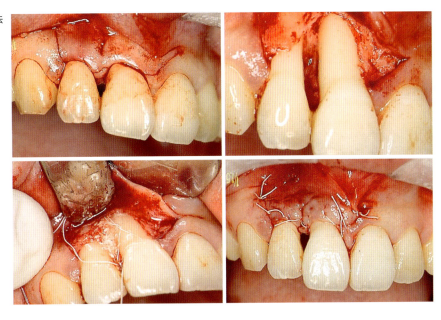

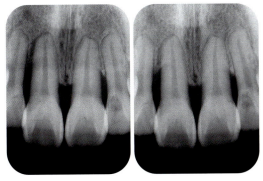

3-14, 3-15 再生療法の術前・術後のX線写真
骨欠損は大きく改善した

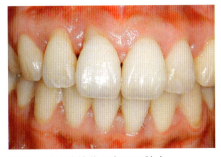

3-16 再生療法後2年の口腔内
患者は|1|の歯肉退縮を気にかけていた

3-17, 3-18 結合組織移植による根面被覆術
Millerの歯肉退縮分類のClass Ⅲであったため、患者には完全な根面被覆は得られないことをあらかじめ伝えている

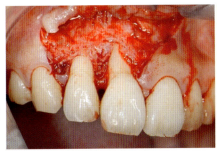
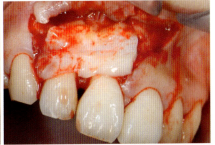

第Ⅱ編 臨床編

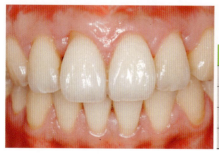

Total Bacteria Counts	43,000
A. actinomytcetemcomitans	0
P. intermedia	0
P. gingivalis	0
T. forthythesis	0

3-19, 3-20 根面被覆術後1年の口腔内と細菌検査

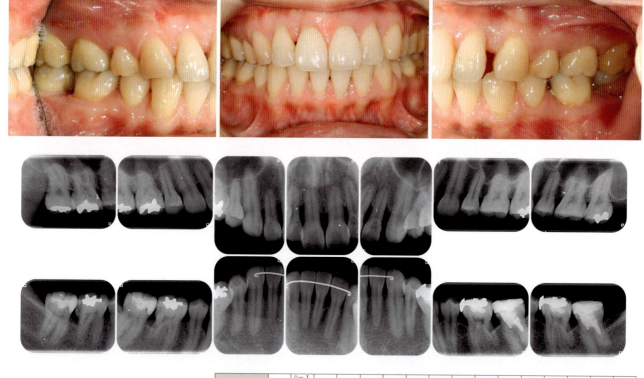

3-21〜3-25 治療後12年
本症例も非常に若い年齢で歯周病を発症したが，適切な治療とメインテナンスで長期間にわたる予後を得ることができた

　本来であれば炎症のコントロールを行ってから矯正治療を開始すべきであるが，残念ながら本症例では矯正治療前の歯周病学的診断を怠っていたため，このような大きな骨欠損を招いた可能性がある．このほかにも矯正中，矯正後に大きな骨欠損を生じて来院される患者がいる．歯周病を自覚する患者に限らず，術前の歯周病的検査は必須であることを改めて強調したい．

CHAPTER 2 歯周治療と矯正治療〜インターディシプリナリーアプローチ〜

CASE 4　広汎型侵襲性歯周炎に対するインプラントを用いた包括的治療

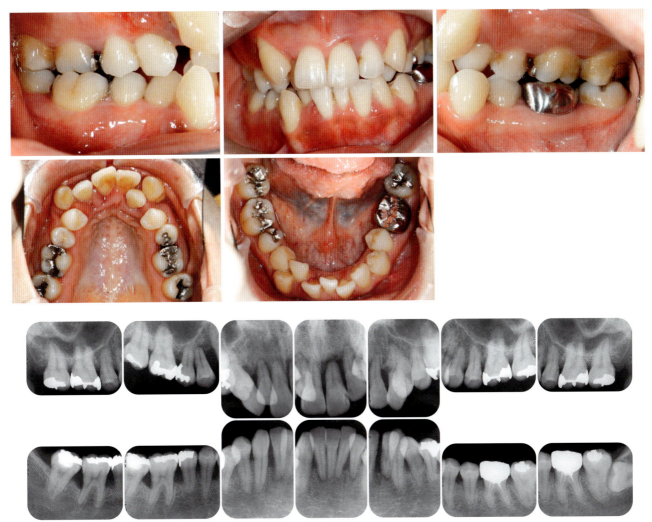

4-1〜4-6　初診時．27歳，女性．歯周治療を希望して来院．口腔内所見ではまず歯列不正に目がいくが，全顎的に骨吸収が認められ，なかでも上顎前歯部は根尖までの骨吸収が認められた

3 インプラントを用いたケース

　インプラント治療は歯周補綴の分野に多くの変化をもたらした．その多くはポジティブなものであるが，この治療法の普及とともにインプラント周囲炎をはじめとする合併症が知られるようになった．さまざまなエビデンスからインプラント周囲炎の発症予防には，歯周病の管理が重要であることが明らかになってきている[8]．

　Case 4は27歳の女性で，包括的な歯周治療を求めて来院した．初診時の口腔内所見では，全顎的にアタッチメントロスが認められ，特に上顎前歯部には歯列不正があり，10 mm以上の歯周ポケット，激しい動揺とともに根尖に至る骨欠損が認められた（4-1〜4-7）．咬合所見では，上下顎前歯部に強い叢生が認められ，犬歯による側方運動のガイド

第Ⅱ編　臨床編

F.I			Ⅰ Ⅱ	Ⅰ Ⅰ													Ⅱ Ⅱ	Ⅱ Ⅱ	
動揺度					2	2+	2+	3	2	3	2+	2	2	2				1	
PPD	B		4 4	6 8	8 7	10	9 9 8 7		11 10	8 6 8	8	7 5		4 5	6 4	4 4			
	BOP																		
	L		7 4	4 7	10 10	9 9 7 7		6 5 6 5	9	11 6 9	8 6 8		7		4	4 6			
		8	7	6	5	4	3	2	1	1	2	3	4	5	6	7	8		
PPD	L		6	5 9	6 6	4 6	6 9	6 6 6	11 9 4		4 5 9	9	5 5	6		8			
	BOP																		
	B		7	6 8	8 6	5	6 6	6 6 7 12 10		4	11 5	4 4	5 6		8				
動揺度				1	2	2	2	3	2+	2	2+	2	1						
F.I																Ⅰ			

4-7　初診時のペリオチャート
深い歯周ポケットが随所に認められ，強い動揺を示した

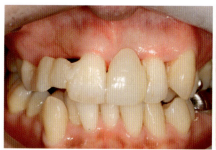
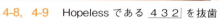

4-8, 4-9　Hopeless である 4̲ 3̲ 2̲| を抜歯

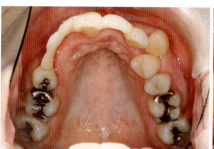

4-10　6̲|6̲ の骨縁下欠損に対する歯周組織再生療法

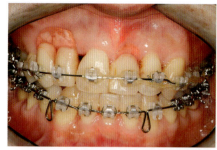 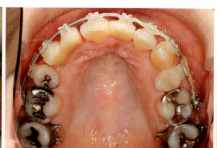 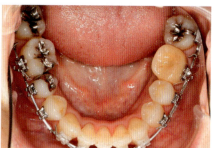

4-11〜4-13　矯正治療開始後 1.5 年
歯列がある程度整ったところで，欠損している上顎前歯部のインプラント埋入に移行した

は失われていた．広汎型侵襲性歯周炎と診断し，治療計画を立案した．本症例ではベースに侵襲性歯周炎があり，加えて歯列不正による口腔衛生の困難さがこのような破壊的な歯周炎を招いたと筆者は解釈した．

　歯周基本治療では，口腔衛生指導と抗菌薬（レボフロキサシン）の投与を行った後，全顎的に SRP を行い，また Hopeless と予後判定した 4̲ 3̲ 2̲| を抜歯した（4-8, 4-9）．さらに矯正歯科医とのコンサルテーションを行い，治療計画を完成させた．矯正治療の見地からさらに |1̲ 4̲，1̲| を抜歯し，6̲|6̲ の骨縁下欠損に対しては歯周組織再生療法を行った（4-10）．

　矯正開始後 1.5 年，欠損部には人工歯を矯正装置内に設置し，ほぼ改善をみた状態である（4-11〜4-13）．この時点で上顎前歯部欠損に対して再度の診査を行った．欠損部は

CHAPTER 2 歯周治療と矯正治療〜インターディシプリナリーアプローチ〜

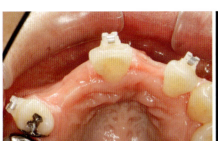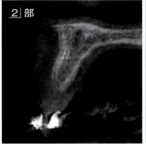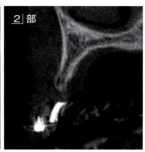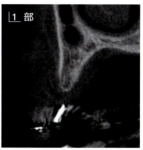

4-14〜4-17　上顎前歯部の欠損に対する再診査
術前のCT像では歯槽堤の吸収があり，2｜部へのインプラント埋入は見送り，埋入可能な3｜1部に行い，同時にチタンメッシュと骨補填材を用いたGBR法を併用することとした

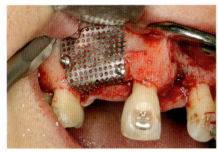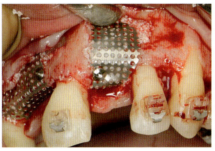

4-18，4-19　3｜1部へのインプラント埋入とGBR

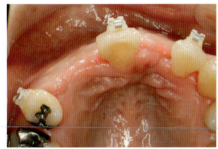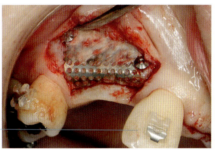

4-20，4-21　埋入から6カ月後のインプラント2次手術，歯槽堤の水平的回復を得ることができた

　根尖まで骨欠損があった部位であり，歯槽堤の吸収が著しく，2｜部へのインプラント埋入は見送り，3｜1部へのインプラント埋入と同時にチタンメッシュとウシ骨ミネラルを用いたGBRを併用した（4-14〜4-21）．この2本のオッセオインテグレーションを待ち，インプラント支持のプロビジョナルブリッジを維持することとした．次いで矯正歯科医からの要請で維持していた1｜を抜歯し，即時埋入を行い，このインプラントの2次手術時に上皮下結合組織移植術を行って歯槽堤のボリュームの増大を図った（4-22〜4-29）．軟組織の成熟を待ってから，セメント固定のインプラント支持のブリッジを装着した．
　治療終了から3年が経過しているが，歯周組織，咬合とも安定が維持され，審美面の改善も著しい（4-30〜4-35）．

第 II 編　臨床編

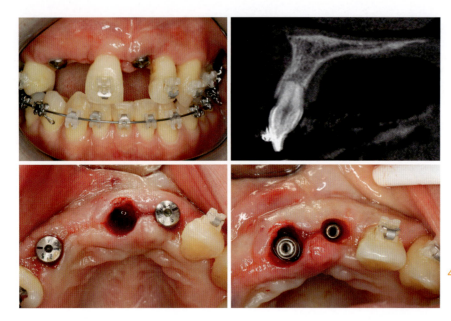

4-22〜4-25　矯正歯科医から要請があり保存をしていた $\underline{1}|$ を抜歯し，インプラントを同時埋入

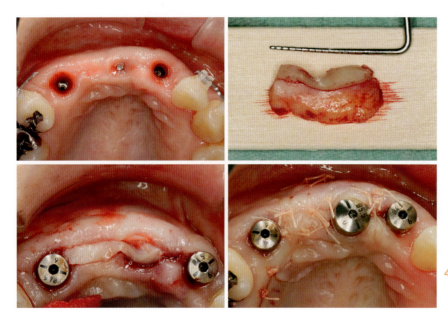

4-26〜4-29　2次手術時に結合組織移植を行い，歯槽堤のさらなる水平的な回復に努めた

おわりに

　本稿では，筆者が行った主に侵襲性歯周炎患者への治療を中心に症例を供覧した．歯列不正を伴う歯周炎患者の治療は全顎的な治療となり，矯正治療に入る前に炎症のコントロールは必ず行われていなければならない．また，矯正歯科医と歯周病医との緊密な連携による，いわゆるインターディシプリナリーアプローチが必須となる．

CHAPTER 2 歯周治療と矯正治療〜インターディシプリナリーアプローチ〜

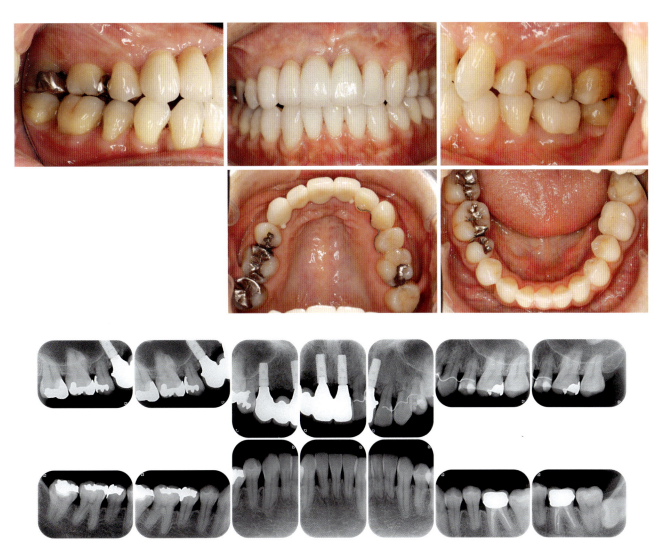

4-30〜4-35 治療後3年
前歯部インプラントは歯間乳頭も成熟し，良い状態が保たれている．X線所見では，インプラントや歯周組織の状態は安定し，初診時にみられた $\overline{6|6}$ の垂直性骨欠損も回復している

文　献

1) Brunsvold MA. Pathologic tooth migration. J Periodontol. 2005；76：859-866.
2) Suya H. Corticotomy in orthodontics. Huthig Buch Verlag, 1990.
3) Brugnami F, Caiazzo A. Orthodontically driven corticotomy. Wiley Blackwell, 2015.
4) Lang N, Bartold PM, Cullinan M, Jeffcoat M, Murakami S, Page R, Pappanou P, Tonetti M, Van Dyke T. Consensus Report：Aggressive Periodontitis. Ann Periodontol. 1997；4：53-53.
5) Champagne CM, Buchanan W, Reddy MS, Preisser JS, Beck JD, Offenbacher S. Potential for gingival crevice fluid measures as predictors of risk for periodontal diseases. Periodontol 2000. 2003；31：167-180.
6) Tonetti MS, Greenwell H, Kornman KS. Staging and grading of periodontitis：Framework and proposal of a new classification and case definition. J Periodontol. 2018；89：S159-S172.
7) Kassebaum NJ, Bernabé E, Dahiya M, Bhandari B, Murray CJ, Marcenes W. Global burden of severe periodontitis in 1990-2010：a systematic review and meta-regression. J Dent Res. 2014；93：1045-1053.
8) Cho-Yan Lee J, Mattheos N, Nixon KC, Ivanovski S. Residual periodontal pockets are a risk indicator for peri-implantitis in patients treated for periodontitis. Clin Oral Implants Res. 2012；23：325-333.

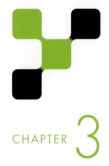

CHAPTER 3

矯正治療を行う患者への歯周治療のポイント

牧野 明　AKIRA MAKINO
富山県・まきの歯科医院

　成人患者の多くは，統計的にみても何らかの程度で歯周病に罹患している．成人に矯正治療を行う際，その大半は「歯周病を伴う，もしくはそのリスクが高い」といってもよいであろう．歯周炎の進行における炎症と力の関与について，現在のコンセンサスとしては「歯周病の発症には（力よりも）炎症が強く関与している」とされている．すなわち，正常な歯周組織を有する歯に力（咬合力，矯正力，外傷など）を加えると，力に対応した変化が歯周組織に起こるが，歯周組織の破壊は起きないとされている．しかし，プラークが原因で起きた歯周炎の歯に力が加えられると，それが共同破壊因子として作用し，歯周病を増悪させると考えられる[1〜7]．したがって，成人の患者に矯正治療をはじめる前には，プラーク由来の炎症を徹底的にコントロールし，その継続が確認できていることが最も重要である[8〜10]．

　そこで本稿では，矯正治療を行う患者への歯周治療のポイントについて述べてみたい．

矯正治療をはじめる前に確認するべき歯周組織

1 健康な歯周組織のチェックポイント

歯周組織の状態は以下にあげる3点を総合して確認する[11]．
① プロービングデプス≦3mm，BOP（−），病的ポケットがない
② X線写真
　・歯槽骨頂線（歯槽頂線）が明瞭である（＝骨吸収の停止，図1）
　・歯槽硬線が確認できる（＝固有歯槽骨〜歯根膜の存在，図2）
　・歯根膜腔の拡大がない（＝過重負担や咬合性外傷がない，図3）
③ 歯肉に発赤・腫脹がない（＝炎症がない）

2 歯は自然移動する

(1) 炎症，外傷などが原因となっている歯の病的移動とその回復

　歯周炎が進行しはじめると，歯は歯周ポケット内の炎症から逃れる方向に動くが，それが早期に鎮静された場合，病的に移動した歯は元の位置に戻ろうとする（図4, 5）．

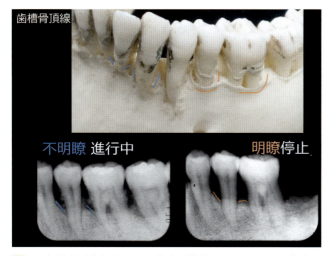

図1 歯周病が進行もしくは炎症が停滞しているとき、歯槽骨頂線は境界不明瞭なX線像を示す。炎症が抑制され、歯周炎の進行が停止すると、境界明瞭な不透過像として認められるようになる（標本は東京歯科大学解剖学教室のご厚意による）

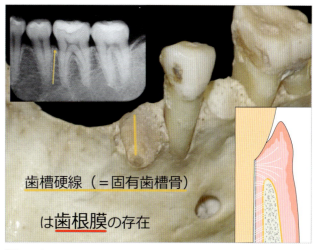

図2 歯根膜、セメント質、固有歯槽骨はヘルトヴィッヒ上皮鞘がマラッセ上皮遺残に変化する時期に発生する三位一体のものである。X線写真上で観察される歯槽硬線は固有歯槽骨であり、歯槽硬線が確認できれば歯根膜が確認できるといってよい[12]（標本は東京歯科大学解剖学教室のご厚意による）

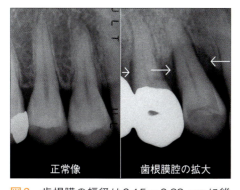

図3 歯根膜の幅径は 0.15～0.38 mm に維持されている。歯根膜腔は歯槽硬線と歯根の間の黒い線として観察することができるが、その幅が他の部位より拡大していれば過重負担かもしれず咬合性外傷の所見となる[9]

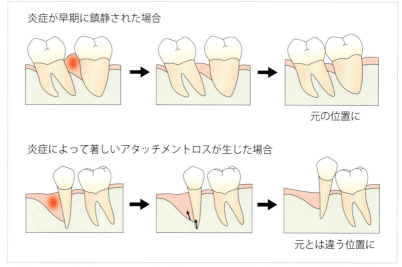

図4 歯は自然移動する

(2) 歯周炎の治癒の過程での歯の移動と矯正治療のタイミング

歯周炎がコントロールされると、歯根周囲の歯根膜の量や位置によっては元とは異なる位置に移動する[11]（図6）。しかし、歯周ポケット内に炎症が停滞したまま固定してしまうと、そうした自然な移動を妨げることになり、急性発作を起こすこともしばしば経験する。そして、炎症が十分コントロールされないまま、歯が移動しようとする方向とは違う方向に矯正力が加われば、歯周組織の破壊がより一層進行する危険性が高い。したがって、歯周組織に問題がある場合には、その改善がなされ、歯周組織の健康回復が確認できてから、矯正治療を開始するのが当然といえる（Case 1）。

第Ⅱ編 臨床編

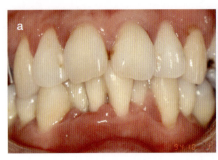
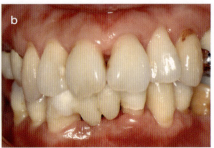

図5 初診時にみられた正中離開（a）が，歯周治療により炎症が鎮静することで自然に閉じた（b）．歯周ポケット内の炎症から逃れるようにフレアアウトしていた歯が，元に戻った結果である

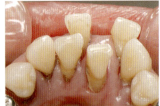
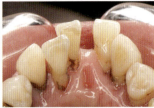
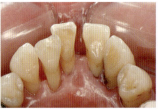
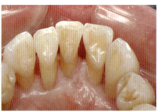

図6 重度の歯周病症例．下顎前歯に著しい歯列不正がみられた．歯周治療により，矯正装置などを一切用いることなく誘導された（本症例の詳細は第Ⅱ編Chapter 1のCase 4を参照）

> **CHECK POINT**
> 矯正治療開始前，途中，メインテナスを通して健康な歯周組織の確認を！

CASE 1　歯の自然移動と矯正治療を併用した症例

KEY WORD　重度の歯周炎，Ⅲ度の根分岐部病変，歯の自然移動，矯正的移動

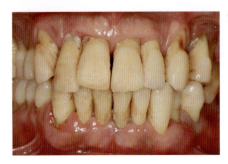

1-1　初診時（2005年2月）．57歳，男性．すべての歯が動揺することを主訴に来院．└4 は数カ月前に自然脱落した．プラークコントロールが非常に悪く，浮腫性の歯肉で，炎症に伴って血管内皮細胞の間隙から液状成分が滲出し，歯周組織の著しい炎症がうかがえる．「すべての歯が著しく動揺するため，他の歯も抜けるのではないかと思うと，怖ろしくて歯磨きを躊躇してしまう」とのことであった

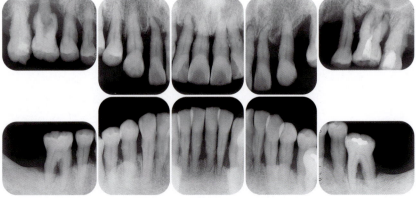

1-2　X線写真では，すべての歯に根尖近くにまで及ぶX線透過像が認められ，重度の歯周炎であることがわかる．また，ほとんどの歯の歯根膜腔が拡大しており，大きな動揺がうかがえる

CHAPTER 3 矯正治療を行う患者への歯周治療のポイント

動揺度			2		3		2		2		2		3		2		2				2		3		2		
PPD			7 6 6	8 7 8	7 3 7	8 2 8	7 3 9	10 10 9	9 1 11	11 0 10	10 3 8	8 7 7	7 5 8	6 6 6	6 4 10	8 3 10	6 5 11	5 2 5	5 5 5	7 7 7	8 4 8	8 3 7			7 6	9 4 10	10 1 11	11 1 12	9 2 9	6 4 7	4 8
部位	8	7	6		5		4		3		2		1		1		2		3		4		5		6		7	8
PPD			9 8 3	8 7 7	7 6 6	6 6 6	8 4 4	6 4 5	5 4 5	5 5 5	6 4 6	4 7 7	4 4 6	4 4 6	4 6 6	4 6 6	4 4 6	4 4 6	6 3 7	7 4 3	7 4 4	4 4 6	6 1 7	7 3 6	6 1 10	10 4 4	4 4 7	7 7 7	7
動揺度					2		2		2		2		2		2		2		3		2		2		2			

1-3　初診時のペリオチャート．赤はBOP（＋），水色は歯周ポケットが6 mm以上の部位を示す

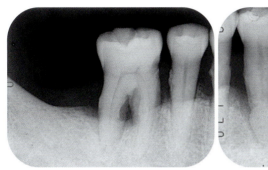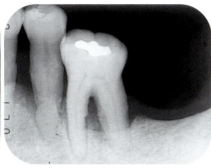

1-4, 1-5　$\overline{6|6}$にはⅢ度の根分岐部病変があり，病的移動も認められる

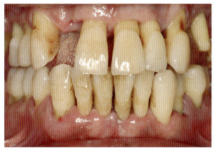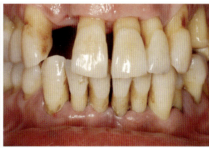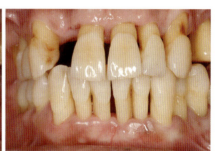

1-6～1-8　保存の見込がないと思われた$\overline{6\,2|\,6}$を抜歯後，徹底したブラッシング指導を行った．ルートプレーニングは炎症が鎮静されてから開始する旨を伝えた．ブラッシング指導開始1カ月後くらいから歯肉に変化がみえはじめ（2005年3月，1-7），浮腫性の「濡れた」歯肉が「乾いた」歯肉に変化した（1-8）．筆者は，滲出が少なくなってきたことは"炎症が鎮静しつつあること"を示すと考えている．「乾いた」歯肉に変化したところでSRPを開始した

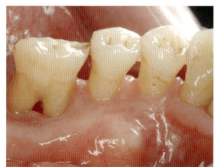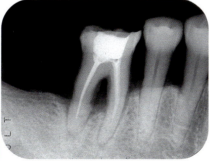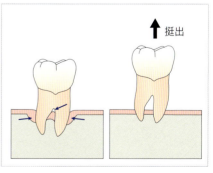

1-9, 1-10　初診から4カ月後（2005年6月），歯肉の腫脹が消退し，根分岐部が顕になった．骨レベルの平坦化を誘導するため，また歯根分割を想定して抜髄処置を行った

1-11　歯は骨欠損（矢印）から逃げる方向に自然移動する

95

― 第 II 編 臨床編

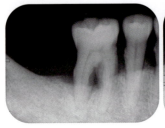 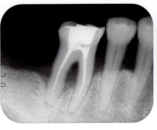 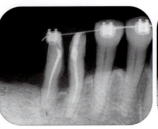 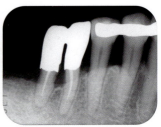

1-12～1-15 6|のⅢ度の根分岐部病変の治療経過
分割された遠心根は挺出して骨レベルが平坦になり，また遠心に自然移動した．近心根と遠心根の歯根の近接を解消し，アクセスをよくする目的で，遠心根をMTMにて遠心移動した．その結果，歯周ポケットはなくなり，歯槽硬線や歯槽骨頂線も安定したため，連結固定を行った

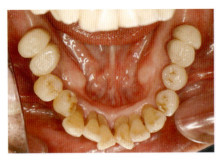 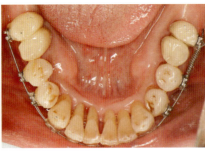

1-16，1-17 同時に，下顎の軽微な歯列不正についても矯正を行った

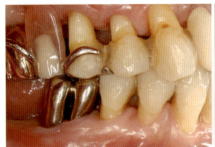 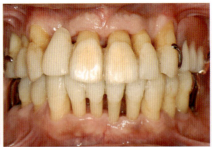 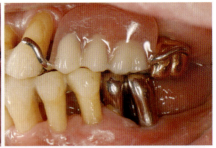

1-18～1-22 プロービングやX線写真より歯肉の安定が確認できたため，メインテナンスに移行（2007年2月）．患者本人の希望で月1回のメインテナンスを行うこととなった

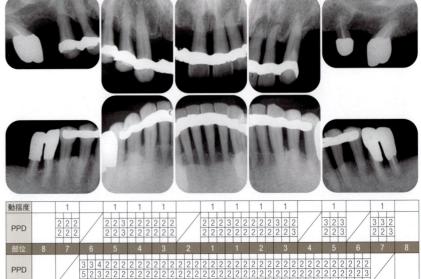

96

CHAPTER 3 矯正治療を行う患者への歯周治療のポイント

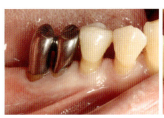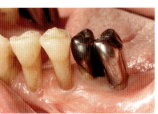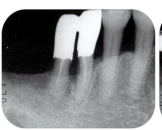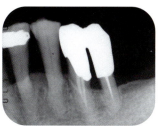

1-23〜1-26 毎月1回のメインテナンスが10年間継続されており，歯周炎の再発はなく安定して経過している．自然挺出，矯正移動による歯周組織安定の成果といえよう

> **CHECK POINT**
>
> **歯周組織安定の基準を厳重に！**
> - プロービングデプスは3mm以内，BOP（−），発赤や腫脹のない歯肉
> - 歯槽骨頂線，歯槽硬線が明瞭
>
> **メインテナンスの継続が重要**

不十分な歯周治療での矯正治療は危険！

　前項で示した歯周治療の結果の確認が不十分な場合，一見すると安定しているようにみえた歯周組織に急性発作が起きることがある．まして矯正治療を行うと，それが咬合性外傷として通常よりも重篤な悪化をきたしてしまうおそれがあるため，矯正治療前にはより一層慎重に歯周組織を評価する必要がある（Case 2）．

CASE 2　炎症のコントロールが不十分なまま矯正治療が行われた症例

KEY WORD 矯正治療と歯周炎の再発，正常な歯周組織の確認

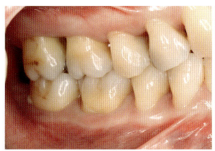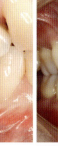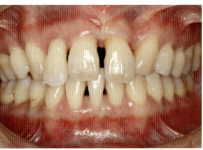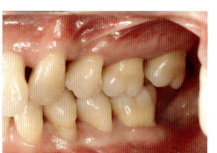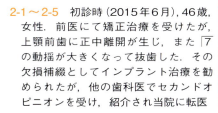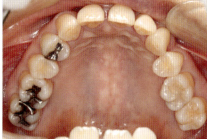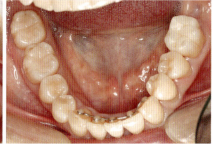

2-1〜2-5 初診時（2015年6月），46歳，女性．前医にて矯正治療を受けたが，上顎前歯に正中離開が生じ，また⏀7の動揺が大きくなって抜歯した．その欠損補綴としてインプラント治療を勧められたが，他の歯科医でセカンドオピニオンを受け，紹介され当院に転医

97

第II編 臨床編

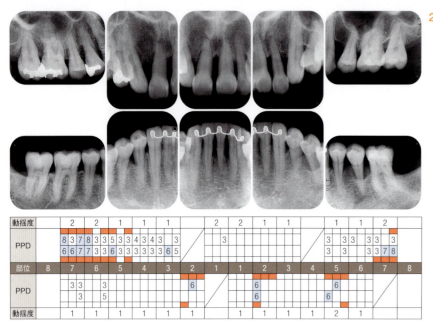

2-6, 2-7 プラークコントロールはよくできており，歯肉に眼でみえる炎症は認められないものの，X線写真では根面に歯石の取り残し，隣接面部に歯石の沈着も認められる．また骨レベルは不整である．PPDが6 mm以上の部位がいくつかあり，BOPも認められることから，歯周病のコントロールが不十分なままに矯正治療がなされたことがうかがえる

診 断 歯周組織の炎症がコントロール不十分なまま矯正治療を行ったため，歯周ポケット内に取り残された炎症が急性発作を起こし，正中離開や7⏋の急速な悪化を招いたものと思われた

治療方針 プラークコントロールを再度徹底した後，歯周基本治療を行い，さらに慎重を期すため，必要と思われる部位には歯周外科にて確認する．

患者自身のプラークコントロールはモチベーションも技術的にも問題ない．問われるのは，歯肉縁下のプラークコントロール，すなわち術者の技量と考えられた．しかし，すでに頻回のスケーリングが行われているうえ，引き締まった歯肉により，通常よりも歯肉縁下へのアクセスは困難であったため，日頃の筆者の臨床では異例といえるが，特に大臼歯部においては比較的早期に歯周外科を行い，根面の厳重なチェックを行うこととなった

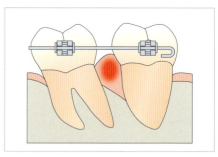

2-8 歯周組織の炎症がコントロール不十分なまま矯正治療を行うと，炎症が悪化する

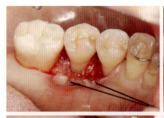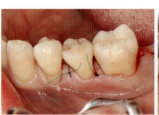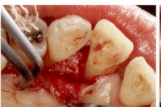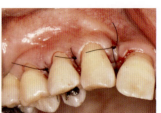
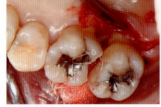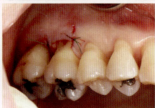

2-9〜2-14 ⎿4 5 6⏋部（2016年1月），⎿3 1⏋部（2016年2月），⎿7 6⏋部（2016年3月）はフラップをあけ，歯石の取り残しと骨欠損の形態を確認した

CHAPTER 3 矯正治療を行う患者への歯周治療のポイント

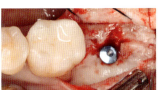
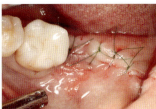

2-15, 2-16 再評価後，初診時に数カ所あったPPDが6 mm以上の部位はすべて3 mmに減少し，歯周炎は抑制された．主訴の一つであった7⏋欠損の解決のため同部にインプラントを埋入した

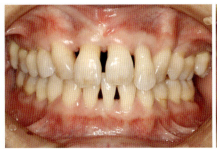
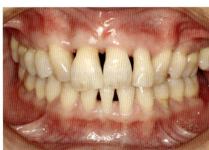
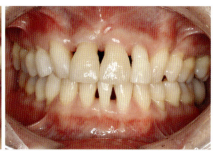

2-17 歯周組織の安定，自然移動の停止を確認

2-18 コンポジットレジン充填で正中離開解消を試みるも，数回脱落（2016年9月）

2-19 ホワイトニングを経てオールセラミックラミネートベニアを接着し，メインテナンスに移行した（2017年5月）

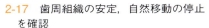
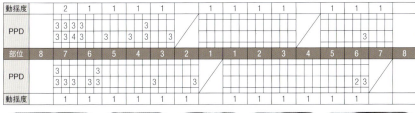

2-20～2-22 初診時のX線写真では確認できなかった3⏋近心の固有歯槽骨が明瞭になり，⎿1 2 間の歯槽骨頂線は斜めながら安定した（2017年8月）．進行中だった骨吸収は停止し，安定していることを示す

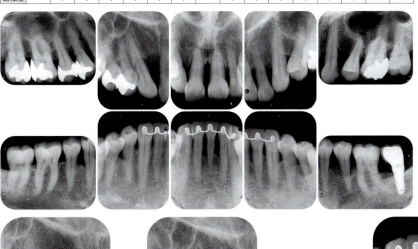
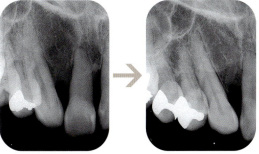
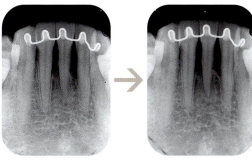

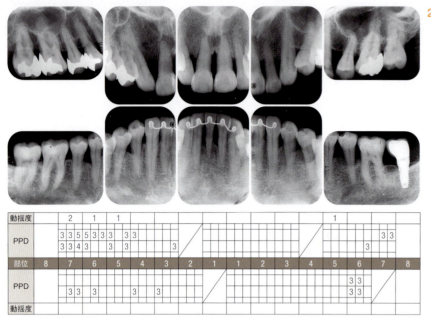

2-23, 2-24 メインテナンス時（2018年2月）のX線写真，ペリオチャート．ここまでの治癒の形は長い上皮性付着の獲得であろう．骨レベルは不整ながら歯槽骨頂線，歯槽硬線の安定が観察できる現在の状態を維持できるよう，より慎重なメインテナンスが重要と考えている

> **CHECK POINT**
>
> 歯周治療が不十分なままでの矯正治療は危険！
> 矯正治療の前に歯周組織の状態確認を慎重に行うこと

質の高い歯周基本治療を！

　矯正治療の前に行われるべきは，「通り一遍」ではなく「質の高い」歯周基本治療であり，その決め手となるのがルートプレーニングである．セメント質には，エンドトキシンが表層に限局して存在すると思われる無細胞性セメント質が歯頚部側1/3程度で，細胞性セメント質が2/3程度といわれる．しかし時として細胞性セメント質が歯根の大半を覆っていることもある．そこでは，超音波スケーラーによるデブライドメントのみでは不十分であり，着実なルートプレーニングが必要である．一方で，キュレットによるルートプレーニングはセメント質の削りすぎ，すなわち不可逆的なオーバートリートメントとされることもある．炎症の原因を取り残すことなく，かつ削りすぎによるダメージを残さないことが理想とするルートプレーニングである．筆者らはそれをWHOプローブによるエキスプローリングで探知している．

　中等度から重度の歯周病患者においてルートプレーニングが行われた根面を，病理組織標本で検証してみる（Case 3）．

CASE 3 必要十分なルートプレーニングの検証

KEY WORD 正確なルートプレーニング，セメント質の取り残し，削りすぎ

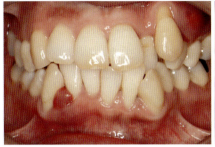
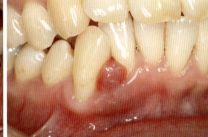
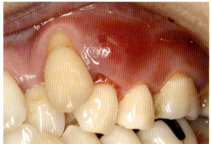

3-1〜3-5 初診時（2012年11月），37歳，女性．臼歯部にPPDが6mm以上，BOP（＋）の部位が多くみられる中等度から重度の歯周炎．特に|2 3 部に歯列不正があり，また|4，|2 は何度も歯周炎の急性発作を起こしているとのこと（歯周基本治療，ルートプレーニング担当は畔川澄枝 歯科衛生士）

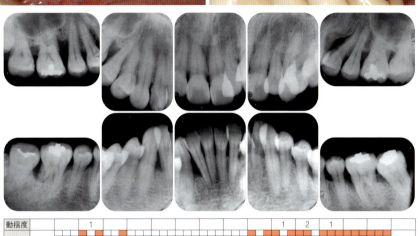

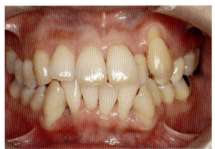
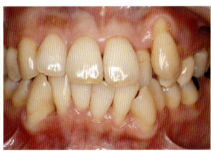
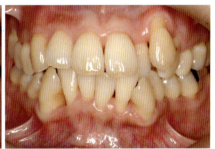

3-6〜3-8 何度も急性発作を繰り返している不安感もあって患者自身の治療結果への期待や希望は強く，それが強いモチベーションとなってブラッシングには積極的に取り組んでくれた．また，個体としての反応もよく，比較的早期に歯周組織の改善がみられるなど，歯周治療は順調に進んだ．3-6：歯肉腫脹は消退（2012年11月），3-7：歯肉に変化（2012年12月），3-8：歯肉の健康が回復（2013年3月）

— 第 II 編 臨床編

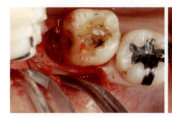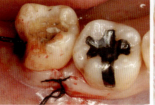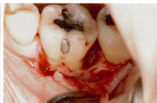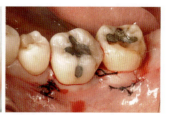

3-9〜3-12 歯周外科（7｜：2013年4月，｜6：2013年5月）

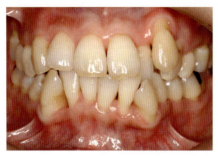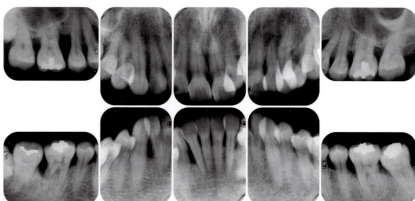

3-13, 3-14 再評価時．PPDは3mm以下，BOP（－），X線写真像も安定しており，歯肉所見は正常で，歯周組織は安定している

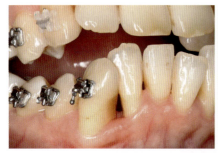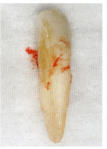

3-15, 3-16 しかしながら，もともとの歯列不正が著しく，メインテナンスが困難であり，再発の危険性が高いと思われたため，矯正歯科医による矯正治療を行うよう勧めた（矯正治療は寺田矯正歯科医院 寺田康子先生による）．矯正歯科医の診断により ｜2｜，｜4 を便宜抜歯することになった．｜2｜の抜去歯の病理組織標本を作製し，それまでになされたルートプレーニングの評価，すなわち歯石の取り残しがなく，象牙質が削れすぎていないかを確認した

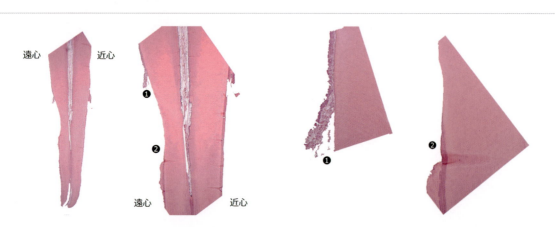

1. ❶部の根面に付いている歯石の下にはセメント質がないことから，これはルートプレーニングの後，新たに付いた歯石であるということができ，いわゆる歯石の取り残しではない
2. ❶から❷にかけてセメント質はなく，象牙質が露出している．すなわち，この部位にルートプレーニングがなされた痕である
3. 最深部近くにはわずかに無細胞性セメント質が残っているうえ，象牙質まで削れた部分は見当たらない．歯石や病的セメント質はきれいに除去されつつも，セメント質の削りすぎなどはない
4. すなわち必要十分で理想的なルートプレーニングがここになされたといってよい

3-17 ｜2｜の病理組織標本（病理組織標本の作製・解説は，新潟大学大学院医歯学総合研究科 依田浩子准教授による）

CHAPTER 3 矯正治療を行う患者への歯周治療のポイント

> **CHECK POINT**
>
> 炎症の原因をとり残すことなく，かつ根面に削りすぎによるダメージを残さないのが理想とするルートプレーニングである
> - 繊細な器具による探査で引っかかりがないこと
> - 解剖学的形態に逆らわずスムーズであること

歯周治療後の矯正治療はやや控えめに慎重に

歯周治療後に矯正治療を行う場合，歯間に残るスペースをすべて閉じて審美的にも機能的にも健康な状態となんら変わらないように治療を終えるのが当然と考えてしまう．しかし，重度の歯周病の治療後には，再発のリスクがつきまとう（Case 4）．

CASE 4　歯周治療から矯正治療，メインテナンス10年の経過から

KEY WORD　重度歯周病とメインテナンス，矯正治療とスペース

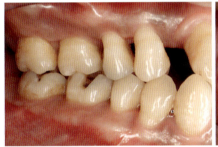
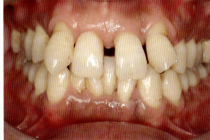
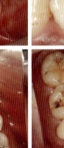
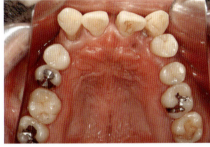
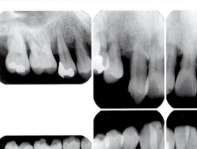
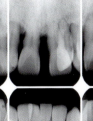
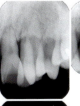
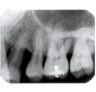
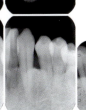
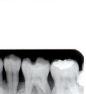

4-1～4-6　初診時（2006年10月），35歳，男性．歯肉出血や歯の動揺があり，喫煙者（20本／日）であるが，禁煙する意思はない．
表面上のプラークコントロールは悪くないようにみえるものの，歯肉縁下にはタバコのヤニが原因と思われるざらつきがプロービングにより触知され，歯石の沈着も読みとれた．｜2 には深い歯周ポケットがあり，歯が折り重なるように位置しており，プラークコントロールもSRPもきわめて困難なことから，治療の妨げにしかならないと判断し，早期に抜歯した（口腔内写真は抜歯後の状態）

103

第 II 編 臨床編

4-7 初診時のペリオチャート

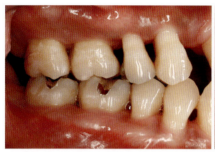
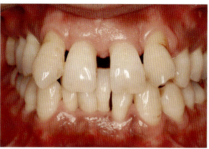
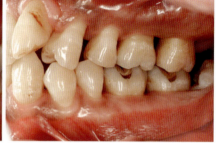

4-8〜4-11 歯周基本治療後の再評価（2007年4月）．ブラッシングは定着し，炎症は抑制されたものの，4カ所ある大臼歯部の根分岐部にはアクセスが困難であり，歯周外科を決定した

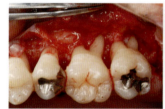
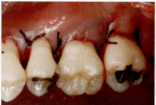
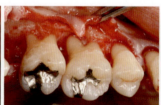
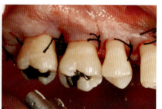

4-12, 4-13 上顎右側臼歯部の歯周外科（2007年5月）．歯周外科を行い，明視下にて歯石の取り残しがないかを確認　　4-14, 4-15 同，上顎左側臼歯部（2007年6月）

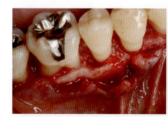
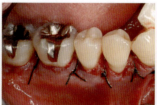
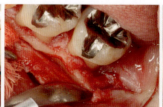
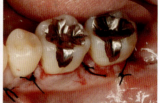

4-16, 4-17 同，下顎右側臼歯部（2007年7月）　　4-18, 4-19 同，下顎左側臼歯部（2007年8月）

CHAPTER 3 矯正治療を行う患者への歯周治療のポイント

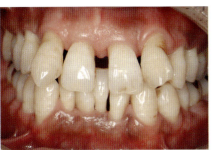

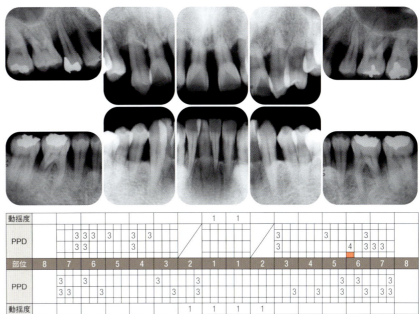

4-20〜4-22 歯周外科後の再評価（2007年9月）. 炎症はすべてコントロールされ, 歯周組織は安定した

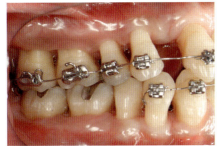
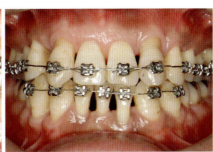
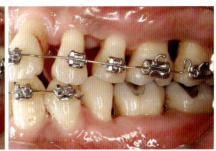

4-23〜4-25 しかし, 歯列不正によりメインテナンスが困難であると予想されたため, 矯正治療を勧めて矯正歯科医を紹介（矯正治療は寺田矯正歯科医院 山田秀樹先生による）

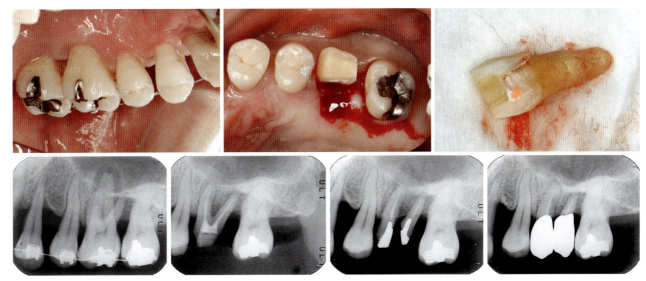

4-26〜4-32 矯正治療中に |6 の根分岐部に急性発作を起こした（2009年2月）. 当時, 当院への来院は途絶えており, 歯周治療としてのチェックやケアがやや不十分であったと思われる. 口蓋根を抜根し, 近遠心根を分割した. 自然移動が停止した後, 保定をかね連結冠にて固定

105

第 II 編 臨床編

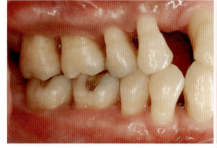
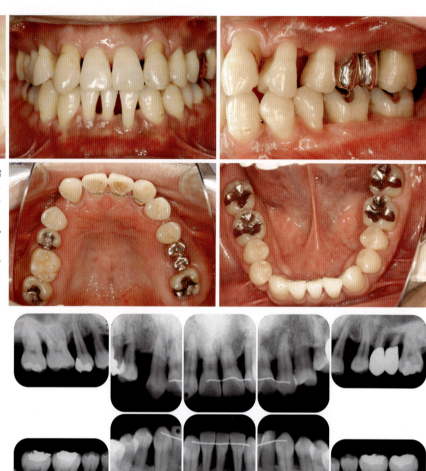

4-33〜4-38 矯正歯科医から「矯正治療は終了し、メインテナンスに移行した」との報せを聞いた。矯正歯科医なら数カ所ある歯間離開をすべて埋めるのだろうと想像していたが、いくつかのスペースが残っており、やや物足りなくみえた。しかし、経過を追う中でそれが妥当な処置だったと理解できるようになった

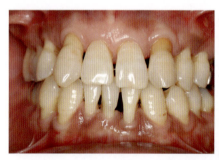
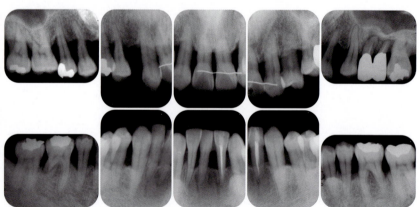

4-39, 4-40 メインテナンス移行後10年（2018年1月）。良好な経過にてメインテナンスが継続されている。歯周病の既往がある歯冠歯根比の悪い歯に理想とする対合関係が確立できない場合、少しの審美性を犠牲にすることや、わずかなスペースを残すことは致し方ないことかもしれない。あまり無理をせずやや控えめな矯正治療にとどめることも必要であろう

> CHAPTER **3** 矯正治療を行う患者への歯周治療のポイント ―――

> **CHECK POINT**
>
> 重度の歯周病患者では，治療後の残存歯は歯冠歯根比が悪く，思わぬ落とし穴が
> 潜むかもしれない．矯正治療はやや控えめにするのが無難といえる

まとめ

　成人矯正患者には，通常より一層厳密な歯周組織の確認とより慎重なケアの継続が必
要である．

文　献

1) Glickmann I, Smulow JB. Alterations in the pathway of gingival inflammation into the underlying tissues induced by excessive occlusal forces. J Periodontol. 1962; 33: 7-13.
2) Ericsson I, Lindhe J. Effect of longstanding jiggling on experimental marginal periodontitis in the beagle dog. J Clin Periodontol. 1982; 9: 497-503.
3) Lindhe J, Ericsson I. The effect of elimination of jiggling forces on periodontally exposed teeth in the dog. J Periodontol. 1982; 53: 562-567.
4) Ericsson I. The combined effects of plaque and physical stress on periodontal tissues. J Clin Periodontol. 1986; 13: 918-922.
5) Polson AM. Interrelationship of inflammation and tooth mobility (trauma) in pathogenesis of periodontal disease. J Clin Periodontol. 1980; 7: 351-360.
6) Lidhe J, Nyman S. Occlusal therapy. In: Clinical Periodontology and Implant Dentistry. Lidhe J, Karing T, Lang NP eds. Munksgaad, 1997; 711-726.
7) 下野正基，浜田義信，井上　孝，山村武夫，古賀正忠．咬合性外傷による歯周組織の変化．the Quintessece.　1986：5：1044-1055.
8) 下野正基．下野先生に聞いてみた1　ペリオ・インプラントの疑問に答える，指針がわかる．クインテッセンス出版，2017.
9) 下野正基．新編　治癒の病理　臨床の疑問に基礎が答える．医歯薬出版，2011.
10) 下野正基．やさしい治癒のしくみとはたらき　歯周組織編．医歯薬出版，2013.
11) 牧野　明．歯周基本治療で治る！歯周基本治療で治す！　医歯薬出版，2013.
12) Antonio Nanci 編著，川崎堅三 監訳．Ten Cate 口腔組織学　原著第6版．医歯薬出版，2006.

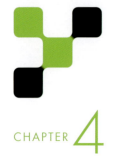

CHAPTER 4

歯周組織を改善する矯正治療

大坪邦彦 KUNIHIKO OTSUBO
東京都・大坪矯正歯科医院

　不正咬合は，歯周炎を増悪させるリスクファクターの一つである．矯正専門の歯科医院においても，歯列不正により口腔清掃が困難となり，歯周炎を起こしている成人症例を散見する．たとえば，「歯周組織が破壊され，歯の病的移動が起こっている症例」「重篤な叢生により，今後の歯周炎の増悪が心配な症例」「上顎前突による口唇閉鎖不全を伴う前歯部歯周炎の症例」「さまざまな原因により歯肉退縮を起こしている症例」などが考えられる．このような症例では，歯周治療に矯正治療を組み込む必要がある．一方，患者は，重度な不正咬合から，口腔内に対する意識が低く，歯を大切にしようというモチベーションが欠如していることも多い．この場合，歯周炎だけを改善しても，空隙歯列弓，叢生，上顎前突などが改善されないのであれば，歯周治療にも気持ちが入らないのではないだろうか．すなわち，歯周炎を改善すると同時に，不正咬合も改善されることが理想と考えられる．歯周治療に矯正治療を組み込んだ治療（以降，歯周矯正治療）において，常に大切なことは，プラークコントロール，ルートプレーニングにより，炎症症状を改善・コントロールすることである．このため，矯正歯科医院における歯科衛生士の役割は非常に大切になる．本章では，歯周矯正治療の臨床例を紹介する．

歯周組織が破壊され，歯の病的移動が起こっている症例

　歯周病による歯の病的移動（PTM：Pathological Tooth Migration）の中で頻繁にみられるのが図1のような咬合状態である[1]．臼歯が喪失し，その空隙を放置すると，隣在臼歯の傾斜移動が起こる．その後，対合臼歯が挺出し，咬合高径が減少する．最後には，下顎前歯による上顎前歯の突き上げが起こり，上顎前歯の唇側傾斜と正中離開が生じる．このような咬合崩壊は，歯周病を増悪し，下顔面高が減少することによって実年齢より年をとったようにみえることも多い．

CASE 1　歯を残したい患者と矯正専門医の10年間

　初診時，59歳の女性．主訴は正中離開であるが，最近，上の前歯，右の奥歯がぐらぐらしてきて噛みづらいことを訴えた．口腔内所見からは，6̄の喪失，2̄の先天欠如があり，8̄7̄の近心傾斜，6̄の挺出，5̄の舌側転位，上下顎前歯の唇側傾斜，上下顎前

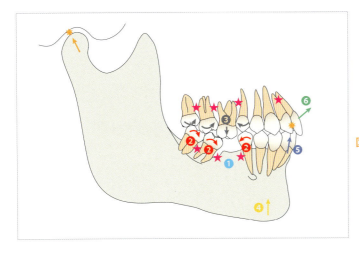

図1 PTMにより生じる歯列・咬合への影響の一例
①臼歯が喪失し、その空隙を放置する
②隣在臼歯の傾斜移動が起こる
③対合臼歯が挺出する
④咬合高径が減少する
⑤下顎前歯による上顎前歯の突き上げが起こる
⑥上顎前歯の唇側傾斜と正中離開が生じる

CASE 1　歯を残したい患者と矯正専門医の10年間

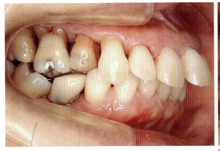
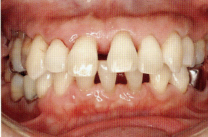
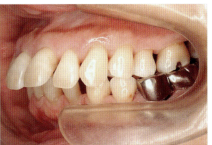
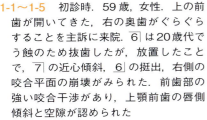
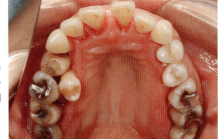
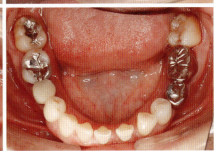

1-1〜1-5　初診時．59歳，女性．上の前歯が開いてきた，右の奥歯がぐらぐらすることを主訴に来院．6⏌は20歳代でう蝕のため抜歯したが，放置したことで，7⏌の近心傾斜，⏌6の挺出，右側の咬合平面の崩壊がみられた．前歯部の強い咬合干渉があり，上顎前歯の唇側傾斜と空隙が認められた

歯部の空隙，咬合高径の減少，前歯部の強い咬合干渉が認められた．PPDは，臼歯部では6mmを超えている部位があり，特に上顎右側臼歯部で8〜9mmの値を示し，ほとんどの部位でプロービング時の出血（BOP）が認められた．⏌6 4⏌の動揺度はMillerの分類3度であった．パノラマX線写真，デンタルX線写真から右側臼歯部歯槽骨の広範囲の吸収像が認められた（1-1〜1-9）．セファロ分析から，骨格型には大きな問題は認められなかったが，下顎下縁平面に大きな左右差が認められた．これは，6⏌の欠損により右側の咬合が崩壊していることによるものと推察された．歯槽型では上下顎前歯の唇側傾斜が認められた（1-10）．6⏌欠損，上顎右側臼歯部の叢生，上顎前歯唇側傾斜を伴う前歯部空隙歯列弓と診断した．

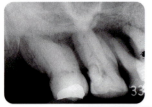
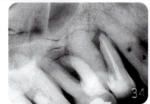
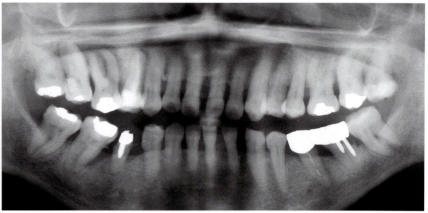

1-6～1-8　初診時のＸ線写真．上顎臼歯部の左右の叢生量の差が大きく，歯周組織の状態にも大きな差があり，Ｘ線診査からも歯周組織の状態に差が認められた

1-9　初診時のペリオチャート．全顎的に歯周炎が認められた．特に上下顎右側臼歯部の状態が悪く，6 4| の動揺度は Miller の分類3度であった

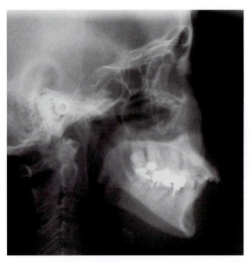

1-10　初診時の側面頭部Ｘ線写真（セファログラム）．下顎下縁平面の左右差が大きい．これは，右側臼歯部の欠損，歯周組織の状態の悪化により，右側の咬合高径の減少によるものと疑われた

1　上顎右側臼歯部の削合と下顎右側臼歯部のアップライト

2　下顎前歯部切縁，上顎前歯部の舌側面の削合と上顎前歯部の空隙閉鎖

3　保存不可能と判断した段階で，6 4| を抜歯し，上顎右側臼歯部の配列

1-11　本症例の治療方針

　　　右側臼歯部の矯正の必要性，抜歯の可能性について説明したが，患者は上顎の前歯の空隙閉鎖だけを強く希望した．そこで，プラークコントロール，デブライドメントと咬合性外傷の部位の咬合調整を行った．

CHAPTER 4 歯周組織を改善する矯正治療

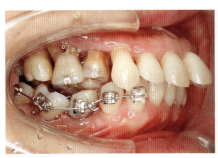 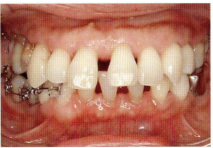 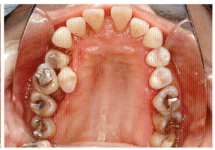

1-12〜1-14 矯正治療開始．下顎右側側方歯にセクショナルアーチ装着，同部のレベリング開始（φ0.016インチの超弾性型Ni-Ti合金ワイヤー）

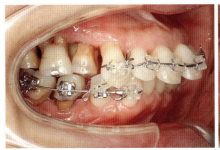 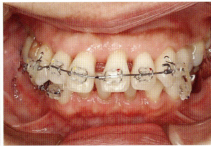 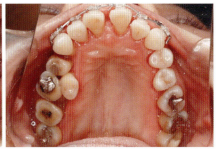

1-15〜1-17 矯正治療開始から5カ月．上顎前歯レベリング開始（0.016×0.022インチの超弾性型Ni-Ti合金ワイヤー）．顎間ゴムの併用により咬合平面の改善

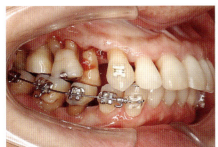 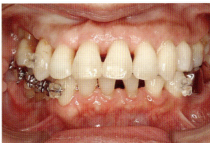 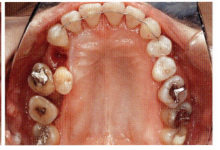

1-18〜1-20 矯正治療開始から10カ月．上顎前歯部の動的治療終了，前歯部に固定式リテーナー装着．4｜抜去

　初診から4カ月間の歯周基本治療を行ったところ，歯周組織は改善傾向に向かい，患者の矯正治療に対する考え方も変化してきたことから，治療方針（1-11）を説明し，矯正治療を開始することとした．挺出した上顎右側小臼歯部，大臼歯部の咬合平面を平坦化するため，同部位を咬合調整して上顎咬合平面に揃え，下顎側方歯にはマルチブラケット装置を装着，セクショナルアーチによりレベリングを開始した（1-12〜1-14）．矯正治療開始から5カ月後，上顎6前歯にマルチブラケット装置を装着し，上顎前歯部の空隙閉鎖を開始した（1-15〜1-17）．その5カ月後，上顎前歯の空隙閉鎖が終了し，上顎前歯部に固定式リテーナーを装着した．同時に，4｜抜去の了解を得て同歯を抜去した（1-18〜1-20）．抜歯後，5｜のデブライドメントを行い，セクショナルアーチによるレベリング，空隙閉鎖を開始した（1-21〜1-23）．61歳2カ月，動的治療を一旦終了し，下

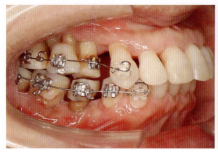
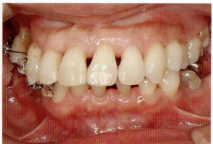
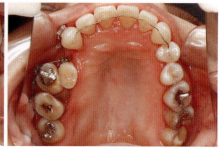

1-21〜1-23　矯正治療開始から14カ月．上顎右側側方歯にセクショナルアーチを再装着し，同部のレベリング開始（φ0.016インチの超弾性型Ni-Ti合金ワイヤー）

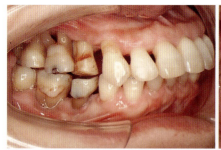
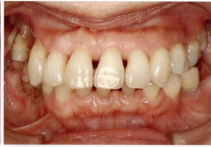
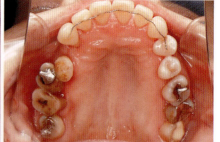

1-24〜1-27　61歳2カ月，矯正治療開始から18カ月．動的治療終了時に 6| の口蓋根を抜去．上顎にはクリアタイプリテーナー，下顎にはホーレータイプリテーナーを装着

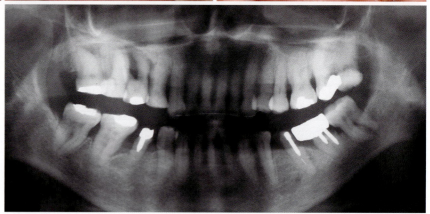

顎にはホーレータイプリテーナーを装着した．この時点で，6| の口蓋根を抜去し，同部のデブライドメントを行った．上顎の保定には，パラファンクションを予防することも考えて，バキュームタイプのクリアタイプリテーナーを装着した（1-24〜1-27）．月に1回のプロフェッショナルケアを継続し，63歳6カ月時に，6| は保存不可能と判断し，残存する頬側2根の抜去を決断した．抜歯後，上顎右側側方歯にセクショナルアーチを装着し，再度動的治療を行った（1-28〜1-30）．64歳1カ月で動的治療を終了した．上顎右側臼歯部は強固な固定を避けるため，小さな人工歯とスーパーボンドにより 7 5 3| の3歯を固定し，再度，上顎にクリアタイプリテーナーを作製し装着した（1-31〜1-35）．69歳3カ月，咬合はほぼ安定している（1-36〜1-39）．現在も1〜2カ月に1回来院し，プロフェッショナルケアを行っている．

CHAPTER 4　歯周組織を改善する矯正治療

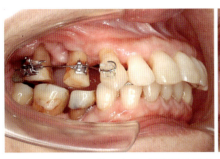
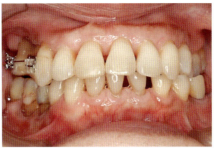
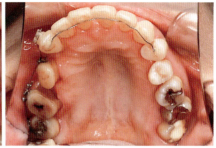

1-28〜1-30　63歳6カ月，矯正治療開始から46カ月．6| を抜歯し，再動的治療開始（φ0.014インチの超弾性型Ni-Ti合金ワイヤー）

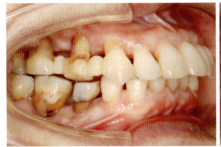
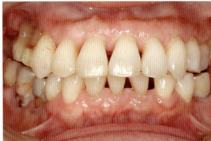
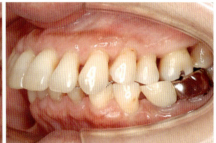
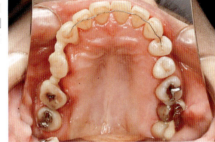
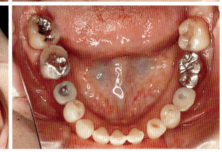

1-31〜1-35　64歳1カ月，矯正治療開始から53カ月．動的治療終了時，7〜3| をスーパーボンドにより固定．上顎にはクリアタイプリテーナーを装着

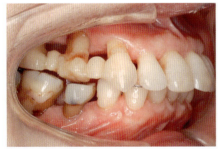
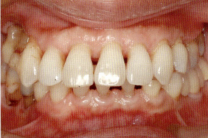
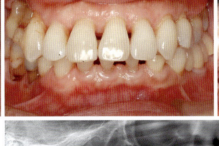

1-36〜1-39　69歳3か月，矯正治療開始から115カ月．上顎にはクリアタイプリテーナーを夜間継続使用

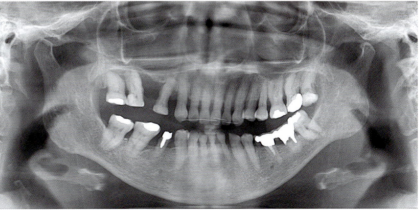

113

— 第 II 編　臨床編

　初診から約 10 年，患者は矯正歯科医院の歯科衛生士のプロフェッショナルケアを継続しながら動的治療，保定治療を行った．本症例に使用したマルチブラケット装置は 0.018×0.022 インチスロットのプリアジャステッドブラケットである．使用したアーチワイヤーは，超弾性型丸型 Ni-Ti 合金ワイヤー（φ0.014 インチ，φ0.016 インチ）と，超弾性型角型 Ni-Ti 合金ワイヤー（0.016×0.022 インチ）だけである（特性については第 I 編　Chapter 3 参照）．このような症例では，歯根膜面積を考慮した歯周組織にやさしい矯正力を選択することが重要であり，包括的歯科治療を行ううえで，矯正専門医による超弾性型 Ni-Ti 合金ワイヤーを使用したていねいな歯の移動が有効である．

　本症例の初診時の状態では，上顎右側臼歯部と左側臼歯部の叢生の量，咬合状態に大きな差が認められた（1-8）．それに伴い，上顎右側臼歯部と左側臼歯部の歯周炎の程度の差も大きかった．「叢生のある歯列とない歯列では，後者のほうが Gingival Index が有意に低い」「近心傾斜している歯のアップライトは，PPD を有意に小さくする」「叢生のある症例は，ない症例より歯周病原細菌が有意に多い」などの報告がある[2,3]．本症例の初診時の左右側の差は，「叢生の改善，咬合の改善が将来の歯周病予防に大切であること」を示す貴重な資料と感じ，矯正患者説明用症例として使用している．

重篤な叢生により今後の歯周炎の増悪が心配な症例

　叢生の多くは，歯と顎の大きさの不調和から生じる．叢生は，歯周組織の自浄作用が悪くなるとともに，ブラッシングに際して毛先が届かない部位が増える．さらに，重篤な叢生は臼歯部の咬合も崩壊しやすい．このような症例は，歯周病が進行する前に矯正治療を行うべきであり，治療方針としては抜歯治療を選択することが多い．しかし，矯正歯科における診断は，模型分析，セファログラム分析を基準に，臼歯関係の改善，適切なオーバージェット，オーバーバイト，顎位の安定，側貌の改善などが優先されやすく，それぞれの歯の歯周組織の状態をおろそかにしがちである．特に 20 歳代の若い患者に対して，その傾向が強いように思う．

CASE2　歯を歯槽骨の適正な位置に配列するための診断

　初診時，24 歳 10 カ月の男性．主訴は乱杭歯であった．顔貌所見から，下顎の後退感が強く認められ，口唇閉鎖時のオトガイの緊張が強かった．口腔内所見から，3|3 の低位唇側転位，2|2 の舌側転位，下顎前歯の重篤な叢生を呈していた．オーバージェット +10 mm，オーバーバイト +2 mm，すべての第三大臼歯が認められた．6| に打診痛，咬合痛があった．歯間部，舌側面にはプラーク，歯石が多く沈着し，PPD は前歯部で 4〜5 mm，臼歯部では 3〜4 mm の値を示していた．X 線写真から 6| には根管治療が施されているものの，近心根，遠心根ともに大きな根尖病変が認められた．セファロ分析から，骨格型は SNB が 73°，ANB が 7.5°，下顎下縁平面角が 36° であり，頭蓋に対する下顎の後退，下顎の時計回りの回転が認められた．歯槽型では上下顎前歯の唇側傾斜が認められた．以上より本症例は，叢生を伴う High Angle の Angle Class II 症例と診断された（2-1〜2-6）．

114

CHAPTER 4 歯周組織を改善する矯正治療

CASE 2　歯を歯槽骨の適正な位置に配列するための診断

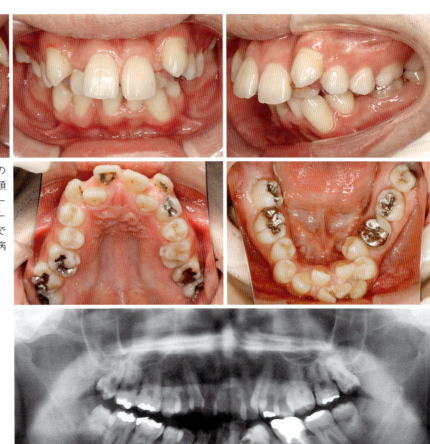

2-1〜2-6　初診時，24歳，男性．3|3 の低位唇側転位，2|2 の舌側転位，下顎の重篤な叢生が認められる．オーバージェットは＋10 mm と大きい．プラーク，歯石沈着があり，PPD は前歯部で 4〜5 mm．X線診査より，|6 に根尖病変が認められた

　上下顎に大きな叢生があること，ANB が 7.5°と大きく上顎前突傾向が強いこと，失活歯である |6 に咬合痛，打診痛が認められたことから，4|4，4|6 を抜去，治療途中で 7|7 を追加抜去し，8|8 を咬合に参加させる治療計画を立案した．

　3 カ月間の歯周基本治療の後，上顎にトランスパラタルアーチを装着し，4|4 の抜去を行った．上顎側方歯にセクショナルアーチを装着，側方歯のレベリングと犬歯遠心移動を行った（2-7, 2-8）．動的治療開始から 5 カ月，2|2 のレベリングを開始した．また 4|6 を抜去し，レベリングと抜歯空隙閉鎖を開始した（2-9, 2-10）．動的治療開始か

115

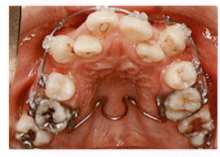
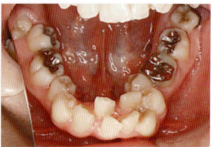

2-7, 2-8　歯周治療開始から3カ月．上顎にトランスパラタルアーチを装着．4|4 を抜歯後，レベリングと犬歯の遠心移動（0.016×0.022インチの超弾性型 Ni-Ti 合金ワイヤーを装着し，犬歯遠心移動にはエラスティックチェーンを使用）．下顎はプラークコントロールとスケーリング

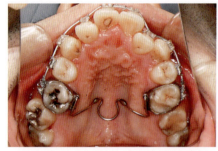
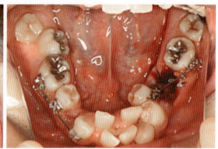

2-9, 2-10　動的治療開始から5カ月．2|2 にブラケットを装着し，レベリング開始．4|6 を抜歯後，レベリングと 3|5 の遠心移動を開始（上下顎ともに 0.016×0.022インチの超弾性型 Ni-Ti 合金ワイヤーを装着）

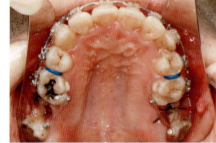
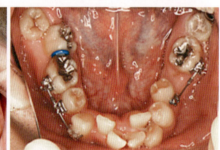

2-11, 2-12　動的治療開始から11カ月．7|7 を抜去し，8|8 にチューブを装着．6|6 の遠心移動のため，6 5|, |5 6 間にセパレーションのリングを装着．7 6| 間にもセパレーションのリングを装着

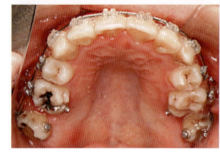
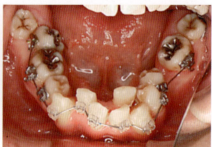

2-13, 2-14　動的治療開始から13カ月．下顎前歯部にブラケットを装着，レベリング開始（φ0.014インチの超弾性型 Ni-Ti 合金ワイヤー）

ら11カ月，7|7 を抜去して，6|6 の遠心移動を開始した（2-11, 2-12）．動的治療開始から13カ月，下顎前歯のレベリングを開始した（2-13, 2-14）．動的治療は3年7カ月で終了し，保定治療を開始し，上顎にはホーレータイプリテーナー，下顎にはホーレータイプリテーナーと犬歯間固定式リテーナーを装着した．口腔内写真からは叢生の改善，適切なオーバージェットの改善，セファログラムの重ね合わせからは上顎前歯の舌側傾斜，下顎前歯の挺出と唇側傾斜が確認できた（2-15〜2-20）．反省点としては，|1 の歯肉退縮，歯根露出があげられる．

CHAPTER 4 歯周組織を改善する矯正治療

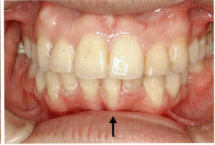
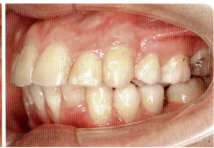
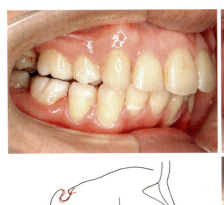
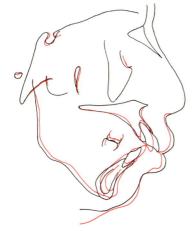
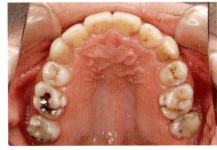
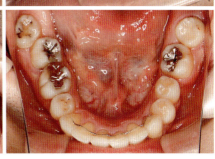

2-15〜2-20 動的治療終了時（治療開始から43カ月, 28歳）. 上下顎にホーレータイプリテーナー, 下顎には犬歯間固定式リテーナーも装着. 「1」の歯肉退縮が認められる（矢印）. セファログラムの重ね合わせから, 上顎前歯の舌側傾斜, 下顎前歯の挺出, 唇側傾斜が確認できる（黒：初診時, 赤：動的治療終了時）

　本症例では, 下顎前歯の叢生の改善とオーバージェットの改善のため, 下顎前歯を挺出, 唇側傾斜させた. 結果, 歯根のトルクコントロール不足もあり, 下顎前歯の一部に歯肉退縮を発現させてしまった. 茂木[4]は,「上顎前突症例によくみられる, 過度の下顎前歯の唇側傾斜は, 咬合力が歯に好ましくない側方圧として働き, 本来ならば生理的な許容範囲内の咬合力でも二次的咬合性外傷として働き, 歯槽骨吸収や歯根吸収, 歯根膜腔の拡大, 歯肉の退縮を起こすことがある」と述べている. 本症例では, 歯槽骨の厚さを考慮に入れて下顎前歯1本抜歯（スリーインサイザー仕上げ）という選択もあったと考えられた. 歯根と歯槽骨の関係から, 歯周組織を大切にする矯正診断が必要である. いずれにしても, 重篤な叢生症例においては, 矯正治療時に歯槽骨内に歯根を配列し, 歯列の連続性の確保, 咬合平面の平坦化を行い, 良好な咬合を得ることが大切である.

上顎前突による口唇閉鎖不全で前歯部歯周炎の症例

　叢生を伴う骨格性の上顎前突症例は, 口唇閉鎖不全を起こし, 口呼吸となっていることが多い. 口の中が乾きやすくなるため, プラークが溜まりやすく, さらに唾液による自浄作用がなくなることから, 口腔内の細菌の活動性が高まる. このような症例では, 矯正治療によって叢生と上顎前突の改善を行うことは重要となってくる.

CASE 3　口腔外科専門医, 歯周病専門医との連携治療

　歯周病専門医から紹介された, 26歳11カ月の女性で, 主訴は出っ歯であった. 顔貌所見から, 側貌において上下唇の突出が明らかであり, E-ラインより上唇で+13mm,

CASE 3 　口腔外科医，歯周病専門医との連携治療

（上顎前歯口蓋側の歯肉退縮の改善については第Ⅲ編 Chapter 2 の Case 3 参照）

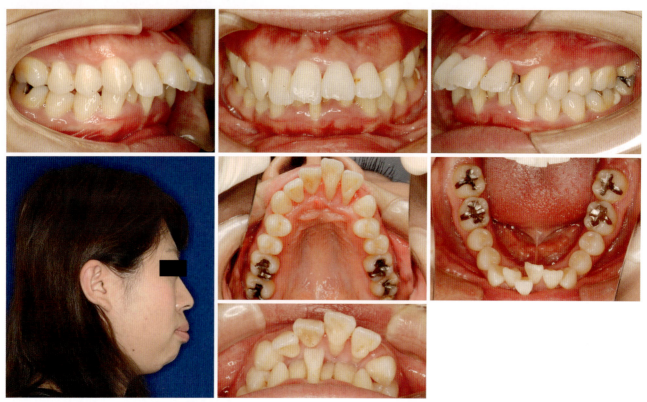

3-1〜3-7　初診時，26歳，女性．側貌より，口元の突出，大きなオーバージェット（＋17 mm）により口唇閉鎖不全を起こし，口呼吸を呈していた．上顎は空隙歯列弓，下顎前歯部は叢生．咬合時に下顎前歯切縁が上顎口蓋側歯肉に強く接する．上顎前歯の口蓋側，下顎前歯の唇側に歯肉退縮が認められる

下唇で＋15 mm 突出していた．小児期からアレルギー性鼻炎に苦しみ，常に口呼吸を呈していた．鼻炎は改善傾向にあるとの話であったが，大きなオーバージェットにより口唇閉鎖が非常に難しく，口唇閉鎖させると強いオトガイ筋の緊張が認められた．口腔内所見から，Angle Class Ⅱ，オーバージェット ＋17 mm，オーバーバイト ＋3 mm，下顎前歯は上顎口蓋側の歯肉に噛みこんでいた．上顎は空隙歯列弓を呈し，下顎前歯部には叢生が認められた．|1 2 の口蓋側，1|の唇側に歯肉退縮，歯根露出が認められた．PPD は臼歯部で 4〜5 mm，前歯部では 3 mm 以内であった．動揺歯はなかった（3-1〜3-7）．
3-8〜3-12 は，8 カ月前（26 歳 1 カ月時）の歯周病専門医での初診資料である．全顎的に歯石が沈着し，PPD は 5〜8 mm と大きく，重度の歯周炎が認められたとのことであった．すなわち，この 8 カ月間の歯周基本治療により，歯周炎が改善したことが確認された．パノラマ X 線写真から，上下顎前歯部の歯槽骨吸収が認められた．セファロ分析から，骨格型では ANB 9°，頭蓋に対して下顎骨の著明な後方位を呈し，歯槽型では上顎前歯が著明に唇側傾斜していた（3-13，3-14）．

CHAPTER 4 歯周組織を改善する矯正治療

3-8〜3-12 歯周病専門医（谷口歯科医院 谷口崇拓氏）での初診時（矯正科初診8カ月前）．歯石沈着があり，重度の歯周炎が認められた．歯周病専門医のもとで8カ月間の歯周基本治療が行われた結果，矯正科来院時には炎症が消退している

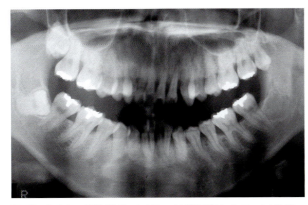

Title	Mean	SD	Case
Facial angle	84.83	3.05	84.8
Convexity	7.58	4.95	22.5
A-B plane	−4.48	3.50	−8.9
Mandibular plane	28.81	5.23	34.2
Y-axis	65.38	5.63	68.2
Occlusal plane	11.42	3.64	4.2
Interincisal	124.09	7.63	97.4
L-1 to Occlusal	23.84	5.28	33.5
L-1 to Mandibular	96.33	5.78	93.5
U-1 to A-P plane	8.92	1.88	22.4
FH-to SN	6.19	2.89	13.3
FMIA	54.6	6.5	52.3
SNA	82.32	3.45	82.6
SNB	78.90	3.45	74.7
SNA-SNB diff.	3.39	1.77	7.9
U-1 to N-P plane	11.74	2.73	30.9
U-1 to FH plane	111.13	5.54	134.9
U-1 to SN plane	104.54	5.55	121.6
Gonial sngle	122.23	4.61	125.8
Ramus inclination	2.93	4.40	1.6
O.D.I.	72.34	4.82	68.1

(Standard：by Iizuka-Ishikawa)

3-13，3-14 初診時のパノラマX線写真とセファロ分析．パノラマX線写真より，上下顎前歯部の歯槽骨吸収が認められる．セファロ分析より，骨格型ではSNBが小さく，ANBは9.0°と大きい．下顎骨は頭蓋に対して後方位を呈する．下顎下縁平面角が34°と大きいことから，下顎骨は時計回りに回転．歯槽型では，U-1 to FH plane，U-1 to SN plane が非常に大きく，上顎前歯は著明に唇側傾斜している

119

第 II 編　臨床編

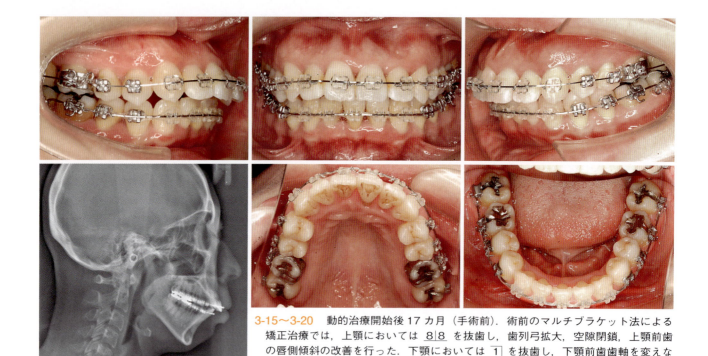

3-15〜3-20　動的治療開始後17カ月（手術前）．術前のマルチブラケット法による矯正治療では，上顎においては 8|8 を抜歯し，歯列弓拡大，空隙閉鎖，上顎前歯の唇側傾斜の改善を行った．下顎においては 1| を抜歯し，下顎前歯歯軸を変えないように叢生の改善を行った

　上下顎骨の前後的な位置関係の不調和が著しい場合，矯正治療単独では，顔貌，オーバージェット，口唇閉鎖不全を改善するのは困難なことがある．また，歯の移動だけで上顎前突を改善する場合，移動量が大きい前歯部の歯周組織への負担は大きくなる．本症例においては，上下顎前歯部の歯槽骨吸収があり，＋17 mm という大きなオーバージェットの改善を歯の移動だけで行うことは難しいと考えられる．そこで，本症例では外科的矯正治療を選択した．抜歯部位は，歯の移動量を軽減すること，歯槽骨内へ歯根を誘導することを考えて，8|8，1| とした．

　術前矯正治療を17カ月行った．この間，上顎前歯の唇側傾斜の改善，上顎の空隙閉鎖，下顎の叢生の改善，上下顎歯列弓の調和を試みた．同時に，上唇の口輪筋の筋機能療法も行った（3-15〜3-20）．その後，上下顎移動術（Le Fort I 型骨切り術，下顎枝矢状分割術）を施行し，術後矯正治療を10カ月行い，動的治療を終了した．動的治療期間は27カ月であった（3-21〜3-28）．上下顎にホーレータイプリテーナー，下顎には犬歯間固定式リテーナーも装着した．外科的矯正治療を行うことにより，大きなオーバージェット，顎間関係が改善され，口唇閉鎖もある程度行えるようになった．セファログラムの重ね合わせから，下顎骨の前方への移動により側貌が改善され，歯槽骨内での歯の移動は最小限に抑えられたことがわかる．また，下顎前歯の叢生改善には，下顎前歯1本抜歯を選択したため，下顎前歯歯根を下顎歯槽骨内の適切な位置に移動することができた．

　本症例は，歯周病専門医，口腔外科専門医と矯正専門医の連携により，良好な咬合，歯周炎の改善を得た．そして，このような症例では，全体的な治療計画の舵取りは矯正歯科医が行い，各診療施設間の適切な情報交換を行うことが大切である．

CHAPTER 4 歯周組織を改善する矯正治療

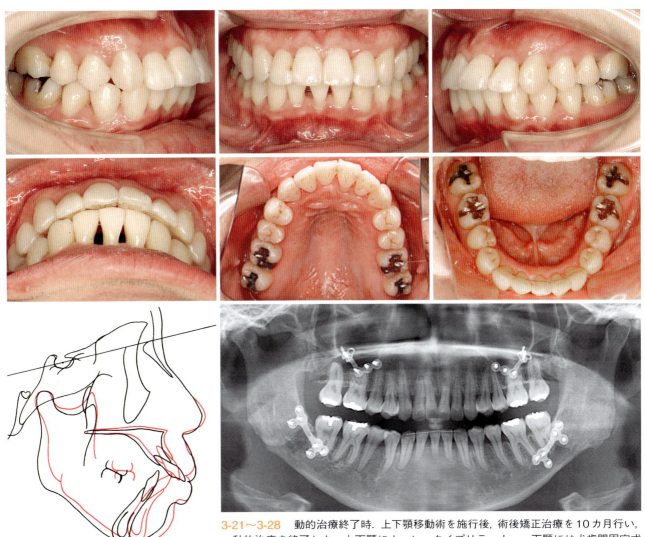

3-21～3-28 動的治療終了時．上下顎移動術を施行後，術後矯正治療を10カ月行い，動的治療を終了した．上下顎にホーレータイプリテーナー，下顎には犬歯間固定式リテーナーも装着した．歯槽骨内での歯の移動を行うため，上顎では 8|8 を抜歯，下顎では下顎前歯1本抜歯という変則的な抜歯を行い，歯の移動を最小限にとどめた．セファログラムの重ね合わせから，外科手術により下顎骨のアドバンス（前方移動）が行われていることが確認できる（黒：初診時，赤：動的治療終了時）．なお，顎間固定用のネジは 7|7 の歯根とは接しないように植立している

歯肉退縮への矯正治療による対応

　歯周組織の中でも歯肉の形態は歯の歯列弓内の位置により影響を受ける．単純に考えると，隣在歯が近遠心に近づけば歯間乳頭のレベルは上がり，遠ざかれば下がる．歯が唇側に移動すれば唇側の歯肉は下がり，舌側へ移動すれば唇側の歯肉は上がる．また元来，前歯部の唇側歯槽骨は吸収が起きやすい部位である[5]．加えて歯槽骨が薄い症例ではさらに歯肉退縮が起きやすい．ここでは，前歯部の歯肉退縮に着目した2症例を紹介する．

— 第 II 編　臨床編

CASE 4　下顎前歯 1 本抜歯症例

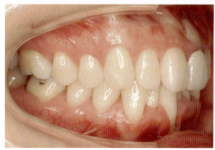
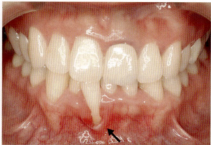
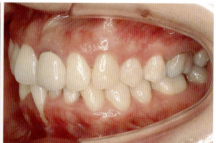
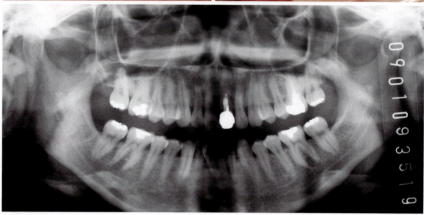

4-1～4-4　初診時，29 歳，女性．1̄ の著明な歯肉退縮が認められる（矢印）．臼歯部の咬合関係は安定している．X 線写真から下顎前歯の歯根の平行性に問題が認められる

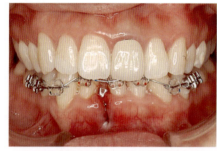
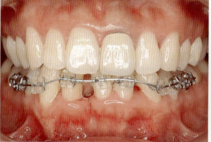
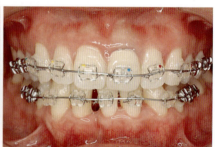

4-5　1̄ 抜去後，下顎にマルチブラケット装置を装着．φ0.016 インチの超弾性型 Ni-Ti 合金ワイヤーによりレベリング開始

4-6　2 カ月後．0.016×0.022 インチの超弾性型 Ni-Ti 合金ワイヤーをワーキングワイヤーとして装着．エラスティックチェーンを用いて空隙閉鎖

4-7　5 カ月後．上顎にもマルチブラケット装置を装着し，レベリング開始．下顎は空隙閉鎖を継続

CASE 4　下顎前歯 1 本抜歯症例

　初診時，29 歳 7 カ月の女性で，下の前歯の歯並びと歯肉が下がっているのを心配して来院した．口腔内診査から下顎前歯の叢生と，1̄ の唇側転位が認められ，1̄ は Miller の歯肉退縮の分類 Class 2 であった[6,7]．|1 は小学生時に打撲により脱臼した既往があり，補綴物が装着されていた．臼歯部の咬合は安定した I 級関係を示していた．パノラマ X 線写真から下顎前歯の歯根の平行性が乱れていた（4-1～4-4）．下顎前歯部叢生を伴う Angle Class I 症例と診断した．

CHAPTER 4 歯周組織を改善する矯正治療

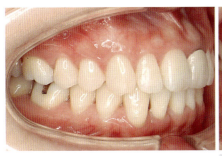
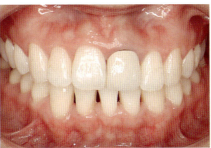
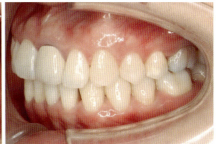
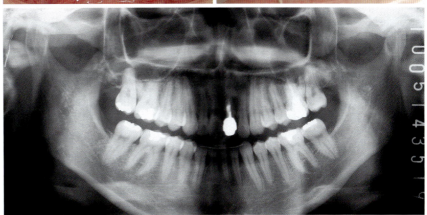

4-8〜4-11 治療開始から12カ月，30歳．動的治療終了（保定開始時）．上顎にはクリアリテーナー，下顎には犬歯間固定式リテーナーを装着

　治療方針は，下顎前歯部の歯槽骨が薄く，付着歯肉も少ないこと，非抜歯による叢生の改善は臼歯部の咬合関係も崩すと考え，$\boxed{1}$抜去による治療を選択した．4-5〜4-7は動的治療中の前歯部の変化である．アーチワイヤーにはφ0.016インチの超弾性型Ni-Ti合金ワイヤーを使用してレベリング，その後のワーキングワイヤーには0.016×0.022インチの超弾性型Ni-Ti合金ワイヤーを選択し，抜歯空隙の閉鎖を行った．治療途中から上顎の捻転なども改善した．動的治療開始から12カ月で保定治療へと移行した．上顎にはクリアタイプリテーナー，下顎には犬歯間固定式リテーナーを装着した．パノラマX線写真から下顎前歯部の歯根の平行性も改善されていることがわかる（4-8〜4-11）．

CASE 5　矯正治療後の前歯部歯周組織の20年の変化（成人開咬症例）

　初診時，19歳の女性．前歯で咬めないことを主訴に来院した成人開咬患者である．顔貌所見では下顎後退感が著明で，口腔内所見からは上下顎前歯部に叢生が認められ，両側第二小臼歯から前歯部にかけて開咬状態を呈していた．アレルギー性鼻炎による口呼吸，低位舌が認められた．オーバージェットは+7mm，オーバーバイトは−4mmであった．上下顎前歯部はBOP（+）であり，歯周炎が認められた．このような前歯部開咬患者でよくみられる，下顎前歯部の歯槽骨が薄く，付着歯肉も少ない状態であった．既往歴としては，12歳時より顎関節疼痛，開口障害を発症し，口腔外科で治療した既往があった．パノラマX線写真から両側下顎頭の変形が認められ，特に右側で著明であっ

123

― 第 II 編　臨床編

CASE 5　矯正治療後の前歯部歯周組織の 20 年の変化（成人開咬症例）

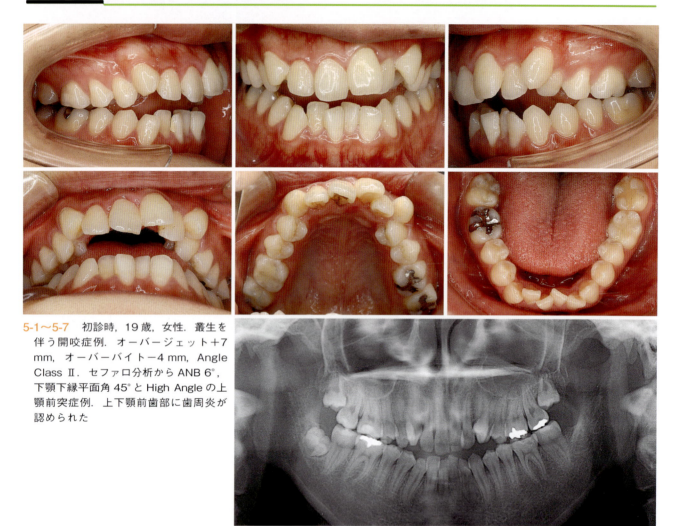

5-1〜5-7　初診時, 19 歳, 女性. 叢生を伴う開咬症例. オーバージェット＋7 mm, オーバーバイト－4 mm, Angle Class II. セファロ分析から ANB 6°, 下顎下縁平面角 45° と High Angle の上顎前突症例. 上下顎前歯部に歯周炎が認められた

た（5-1〜5-7）. セファロ分析から SNA 71°, ANB 6°, 下顎下縁平面角 45° であり, 頭蓋に対して下顎の後方位, 下顎の時計回りの回転が認められた. 本症例は, 矯正専門医が最も難しいと考える, 上下顎前歯部叢生を伴う High Angle の Angle Class II 開咬症例と診断された.

治療方針として, 8 4|4 8, 8|の抜去により矯正治療を行うこととした. プラークコントロールを徹底するとともに, 舌と上唇の口腔筋機能療法を併用することとした. 前歯部には弱い持続的な矯正力を発現する超弾性型 Ni-Ti 合金ワイヤーを選択したが（5-8, 5-9）, 治療開始後 13 カ月, 1|の歯肉退縮が著明となった（5-10）. そこで, ブラッシング指導を徹底し, 1|の歯槽骨内への移動を試みた. 2 カ月後, 歯肉退縮はやや改善した（5-11）.

動的治療開始から 23 カ月, 保定治療を開始した（5-12〜5-17）. 残念ながら 1|のトルクコントロールの反作用か, 1|の歯肉退縮が認められた. 患者には, 開咬の改善のた

CHAPTER 4 歯周組織を改善する矯正治療

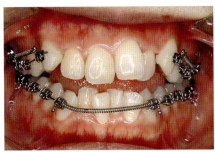
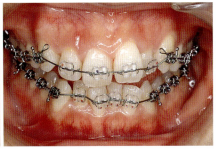
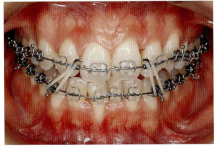
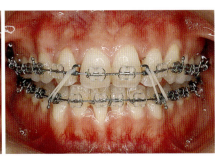

5-8 8̲4̲|4̲8̲, |8̲ を抜歯し，マルチブラケット法により治療を開始してから7カ月．上顎はセクショナルアーチにより犬歯を遠心移動中．下顎は歯列弓拡大

5-9 治療開始から10カ月．上下顎前歯部にブラケットを装着し，レベリングを開始（上下顎に φ0.014 インチの超弾性型 Ni-Ti 合金ワイヤーを装着）

5-10 治療開始から13カ月．垂直の顎間ゴムを使用．|1̲ に歯肉退縮が発現したため，ブラッシング指導を徹底する

5-11 治療開始から15カ月．垂直の顎間ゴムを継続使用．歯肉退縮がやや改善

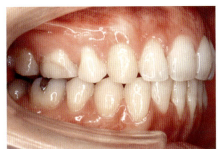
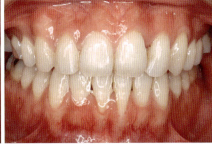
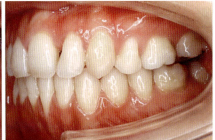
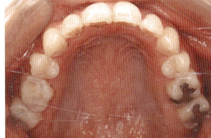
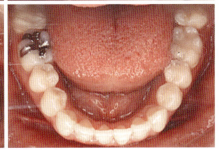
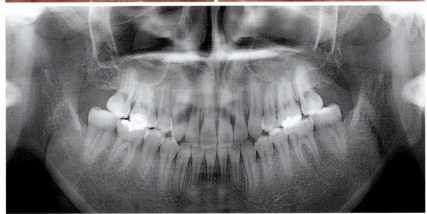

5-12〜5-17 動的治療終了時．適切なオーバージェット，オーバーバイトを獲得し，叢生も改善された．上下顎にホーレータイプの保定装置を装着した．|1̲ の歯肉退縮に関しては，ブラッシング指導を行いながら観察することとした

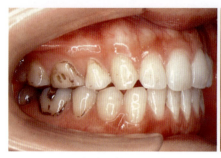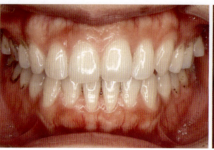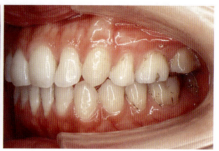

5-18〜5-20　保定開始から4年3カ月．1年に2回の保定装置の調整，プロフェッショナルケアとブラッシング指導を行った結果，下顎前歯の歯肉退縮の改善傾向が認められた．口腔筋機能訓練も継続指導した

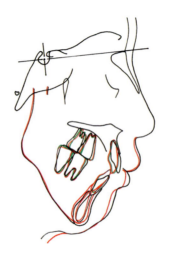

5-21　セファログラムの重ね合わせ（黒：初診時，赤：動的治療終了時，緑：保定開始後4年3カ月）．治療後の後戻りは認められなかった

め下顎前歯を4mm挺出させる際，歯槽骨が薄く歯周組織の反応が悪かったことを伝え（セファログラムの重ね合わせを用いて説明），ていねいなブラッシングを継続すること，保定装置をなるべく長く使用することを説明した（5-18〜5-21）．保定開始から19年3カ月，矯正開始時に19歳であった患者は41歳になっていた（5-22〜5-26）．歯肉退縮した下顎前歯の歯周組織は改善傾向が認められ，歯肉に炎症もみられなかった．開咬状態の下顎前歯の歯周組織は廃用の状態にあるため，歯の移動の際の矯正力にかなり注意を要するが，それでも歯周組織はなかなか適応しない．このような機能低下歯の歯根膜は，適切な咬合（機械的刺激）を与えることにより，廃用性萎縮した歯根膜を回復させ，歯周組織の代謝を促進できるため，歯根膜の回復・再生に有用であるといわれている[8〜10]．本症例においても，矯正治療による下顎前歯の挺出により下顎前歯の歯肉退縮を引き起こしたが，咬合機能を回復すること，ていねいなブラッシングとプロフェッショナルケアを行うことにより歯周組織は回復した．保定開始後約20年，患者は現在も1年に2回矯正歯科医院に通院し，プロフェッショナルケアを継続している．

まとめ

8020達成者には，不正咬合は少ないといわれている．歯と歯周組織の健康を維持するためには，プラークコントロールが最も大切なことは誰もが認めるところであるが，健

CHAPTER 4 歯周組織を改善する矯正治療

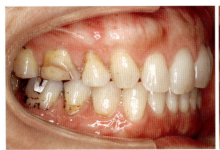
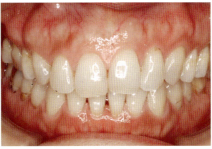
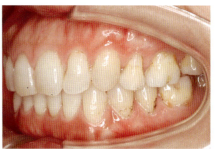
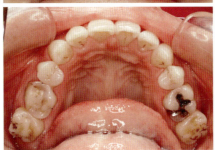
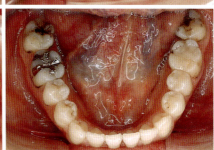

5-22〜5-26 保定開始から19年3カ月後．下顎前歯のわずかな後戻りは認められるが，歯周組織は健康であり，安定した咬合状態を保っている

全な歯周組織を保つためには矯正治療が必要になることも多い．それには，「叢生の改善と歯根を歯槽骨内に正しく配列すること」「呼吸，口唇閉鎖の負担とならない前歯の位置」「機能的にバランスの取れた個性正常咬合」などに加え，歯周組織を改善するための矯正治療において「抜歯，非抜歯の判定」「抜歯部位の決定」「咬合様式のゴールの選定」「シンプルな矯正装置の選択」「矯正力の大きさ，与え方」など高度の知識と技術が必要となる．本章では，矯正専門開業医が経験した臨床例を供覧し，臨床的考察について説明した．今後ますます増えるであろう歯周矯正治療にあたって，知識を身につけて患者の要望に応えることがわれわれ歯科医師の責務であろう．

文　献

1) 花田晃治．成人矯正を考える—成人矯正治療の現状と問題点について—．西日矯歯誌．1995；40：91-97.
2) Glans R, Larsson E, Ogaard B. Longitudinal changes in gingival condition in crowded and noncrowded dentitions subjected to fixed orthodontic treatment. Am J Orthod Dentofacial Orthop. 2003；124：679-682.
3) Sim HY, Kim HS, Jung DU, Lee H, Lee JW, Han K, Yun KI. Association between orthodontic treatment and periodontal diseases：Results from a national survey. Angle Orthod. 2017；87：651-657.
4) 茂木正邦．歯周組織を考える矯正治療．東京矯歯誌．1996；6：65-75.
5) Enlow DH. Handbook of facial growth. 4th ed. WB Saunders, 1988；472-494.
6) Miller PD Jr. A classification of marginal tissue recession. Int J Periodontics Restorative Dent. 1985；5：8-13.
7) 小野善弘，畠山善行，宮本泰和，松井徳雄．コンセプトをもった予知性の高い歯周外科処置．クインテッセンス出版，2001.
8) Kaneko S, Ohashi K, Soma K, Yanagishita M. Occlusal hypofunction causes changes of proteoglycan content in the rat periodontal ligament. J Periodontal Res. 2001；36：9-17.
9) Ohshima S, Komatsu K, Yamane A, Chiba M. Prolonged effects of hypofunction on the mechanical strength of the periodontal ligament in rat mandibular molars. Arch Oral Biol. 1991；36：905-911.
10) Harry MR, Sims MR. Root resorption in bicuspid intrusion. A scanning electron microscope study. Angle Orthod. 1982；52：235-258.

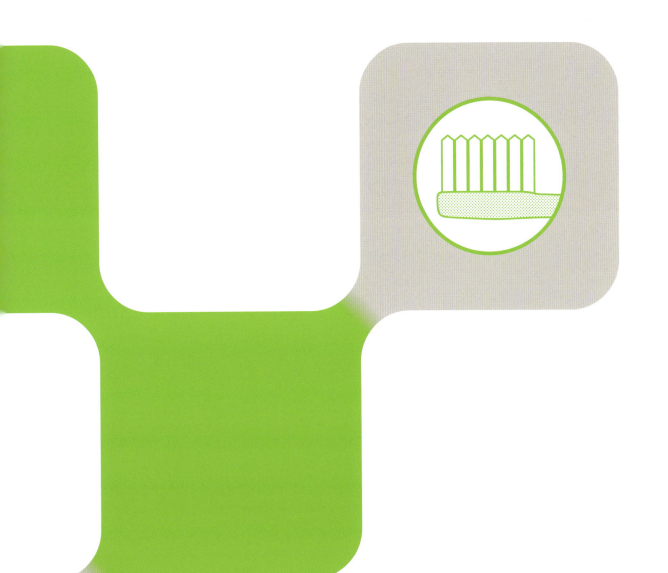

第 III 編　ケア編

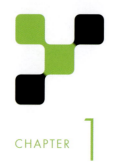

CHAPTER 1

矯正治療における歯科衛生士の関わり

熊谷靖司 YASUSHI KUMAGAI　**塩浦有紀** YUKI SHIOURA
東京都・熊谷歯科医院

はじめに

　矯正治療というと，一昔前までは成長期の小児が受ける治療という感覚があったが，近年では矯正治療を受ける成人患者が増えてきている．アメリカのデータによると，1960年では矯正治療を受ける成人患者はわずか5％にすぎなかったが，1990年には25％を占めるようになったという．さらに2006年の時点で，すべての矯正患者の4.2％が40歳以上であり，このうちの20％が60歳以上であったと報告されている．このことは，健康の概念が変化してきたこと，そして人々が単に「病気でない状態」から「より質の高い健康」を求めるようになってきたことを示唆している[1]．

　矯正治療を受ける成人患者が増加傾向にあることは，当院でも日々実感している．小児と成人では，矯正装置を装着している期間などに大きな違いはないが，成人では歯周病に罹患している患者も矯正治療の対象になっているという点が最も異なる．言い換えれば，小児期や成年期の矯正治療において歯周病が問題となることはほとんどない．それは，若い患者は組織抵抗性が高いので，歯周病が起こりにくいからである．一方，組織抵抗性が低下したほとんどすべての成人の矯正患者では，歯周ケアは極めて重要な問題となってくる[2]．

　歯周病はコントロールが上手くいっていないと再発する慢性疾患であり，矯正治療中は装置の装着によりプラークコントロールが困難になるため，歯周病が再発する可能性も高まる[3]．日本歯周病学会 編「歯周治療の指針2015」によると，矯正治療時の歯周ケアのポイントについて以下のように記載されている．①矯正治療を行う時期は，歯周ポケットの除去により，歯肉の炎症が改善された後が望ましい．②歯周治療が不十分な早期に矯正治療を行うと，歯周組織の破壊を促進することもある．③矯正治療後の咬合調整は必須である．④矯正治療により歯列が改善されると，プラークコントロールが容易となり，歯周組織の維持安定に効果的である[3]．

　本章では，矯正治療においていかに歯周病を再発させないか，もしくは患者自身のプラークコントロールを向上させ，どのようにしたら歯周組織を安定させた状態で矯正治療を終わらせることができるかなど，治療前，治療中および治療後における成人矯正患者と歯科衛生士との関わりについて考えてみたい．

CASE 1 　矯正治療がきっかけとなり，口腔内への関心が高まった症例

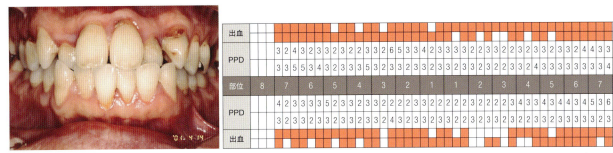

1-1，1-2　初診時．38歳，男性．詰め物がとれたという主訴で来院．上顎前歯が叢生で，口腔内は全体的に清掃不良であり，広汎型軽度歯周炎を発症していた．患者には口腔内を清潔に保ちたいという自覚はあまりない

矯正治療前～患者の状態把握と対処～

1 矯正治療前の確認事項

　矯正治療をはじめる前には以下の事項を確認し，治療が必要な部位，あるいは生活習慣等の改善が必要な場合は，矯正治療前に必ず対処しておく必要がある．

（1）ホームケアの状態

　矯正治療がはじまる前にホームケアをしっかり定着させる必要がある．ブラケットやワイヤーが装着された口腔内は予想以上に清掃困難になるだけでなく，その状態も刻々と変化する．そのため，事前に患者に説明し理解を得て，ホームケアの意欲を高めておくことは，矯正治療を成功に結びつけるためには必要不可欠である．

（2）定期的なメインテナンスの有無

　歯科医院にて定期的なメインテナンスを受けていない場合がある．患者自身で落とせる汚れと，専門家が手を加えなければ落とせない汚れがあることを知らないことも多いため，説明し理解してもらう必要がある．そのうえで，矯正治療中はより一層落としにくい汚れがたまること，それに伴う短期のクリーニングの必要性を説明し理解してもらう．

（3）術前に必要な歯科治療

　歯周病の有無に関わらず，う蝕や根尖病変などの有無をていねいに診査し，矯正治療前にすべての治療を終わらせておくことが必要である．

（4）患者のモチベーション

　小児に対する矯正治療とは違い，成人の場合は患者自身の希望により矯正治療を選択するので，治療に対する意欲は上がっている場合が多い．そのため，治療初期はさほど心配する必要はないが，治療期間が長いと治療途中でのモチベーションのアップが必要となる場合がある．一方で，矯正治療がきっかけとなり，口腔内への関心が高まり，ホームケアが向上することもある（Case 1）．

第III編 ケア編

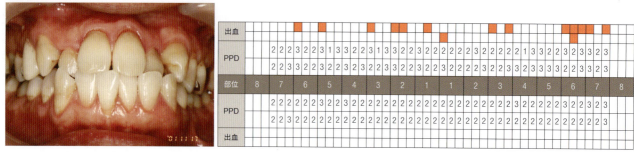

1-3, 1-4 歯周基本治療後．ホームケアの方法を伝えたところ，口腔内の状態を気にするようになり，歯肉の炎症も消退し，BOPも減少．プラークコントロールもよくなっているが，仕事のストレスなどから悪いときもみられる．歯周病は再発する疾患であること，叢生によりプラークコントロールが困難な部位が多いことを説明．矯正治療を勧めるものの本人はあまり乗り気ではなかったことから，口腔内の状態に応じて3〜4カ月に1度のSPTを行っていくことにした

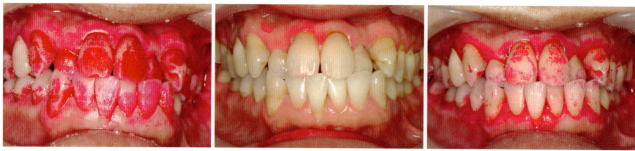

1-5, 1-6 SPT移行後3年．口腔清掃状態は良くなったり悪くなったりを繰り返していたが，徐々に低下．BOPや歯肉の炎症もSPTごとにかなり異なっていた．患者に落とせるところまでプラークコントロールを行ってもらった後，プロフェッショナルケアを行い，清潔になった口腔内の状態を把握してもらった　**1-7** 次回来院時．プラークコントロールは向上したものの，あまり関心が高くなく，歯頸部にはプラークが付着している

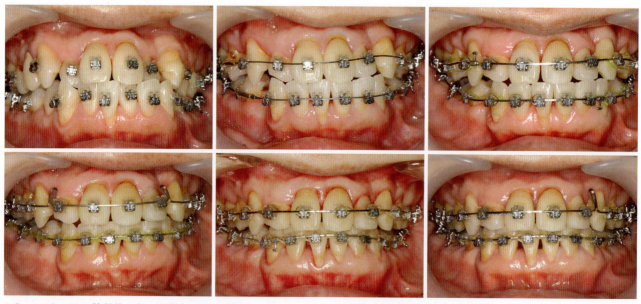

1-8〜1-13 SPT移行後5年．同窓会での同級生の一言をきっかけに矯正治療を開始することになった．もともとプラークコントロールが不安定であったため，月1回のクリーニングを提案．プラークコントロールが低下することもあったが，クリーニング時に本人から「今回はどうか？」と質問がくるようになり，モチベーションはその都度上がっていった

CHAPTER 1 矯正治療における歯科衛生士の関わり

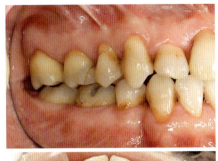
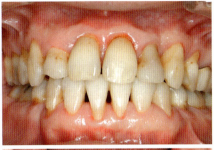
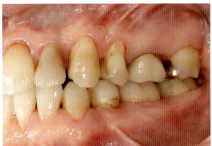
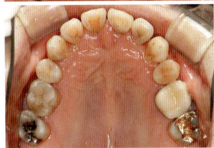
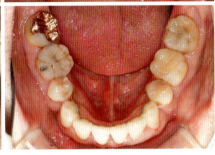

1-14～1-18 動的矯正治療終了時，矯正治療により歯周病が再発するのではないかと心配したが，治療前より自身の口腔内に関心をもち，プラークコントロールにも注意してくれるようになり，大きな問題が起きることもなく，矯正治療を終了することができた

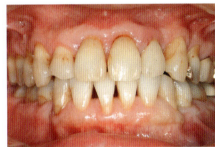

出血																												
PPD	2	2	2	2	2	2	1	2	2	1	2	2	1	2	2	1	2	2	1	2	2	1	2	2	2	2	2	2
	2	2	3	2	2	2	1	2	2	1	2	2	1	2	2	1	3	3	1	2	1	2	2	1	3	2	2	2	2	3	2	2
部位	8	7	6	5	4	3	2	1	1	2	3	4	5	6	7	8
PPD	3	2	2	2	2	2	1	2	2	1	2	2	1	2	2	1	2	2	2	1	1	2	1	2	2	2	2	2	2	3	3	3
	2	2	3	2	2	2	1	2	2	1	2	2	1	2	2	1	2	2	1	2	2	1	2	2	1	1	2	2	2	3	3	2
出血																												

1-19，1-20 動的矯正治療後5年．プラークコントロールは安定し，歯周病も再発していない．下顎前歯舌側は後戻り防止のためワイヤー固定されているが，その周囲のプラークコントロールもうまく行われている．通常，矯正治療中はホームケアが低下することも多いが，本症例では逆にモチベーションが上がり，自身のホームケアが向上した．きっかけがあると，歯に対する想いも変化があることを術者としても学ぶことができた症例である

2 矯正治療前に歯科衛生士が行っておくべきこと

　歯周病は歯周治療によって改善しても再発しやすい慢性疾患であることを患者に説明し，矯正治療前に，プラークコントロールの重要性を再度認識してもらい，全面的な協力を得ることが大切である[8]．すなわち，矯正治療中も歯周組織を安定させるためには，プラークに対して患者自身によるセルフコントロールと定期検診でのプロフェッショナルコントロールが必須であり，矯正治療前に治療に対する患者の意識をしっかり確認しておきたい．

第Ⅲ編 ケア編

　また，安全かつ効果的に矯正治療を行うためには，矯正力が悪影響を及ぼさないように，歯周組織の炎症を取り除くか，ごく軽度にする必要がある．具体的には，歯周ポケットをなくすか，ポケットが残っていても歯肉の表面（浅い辺縁部）に限局させることが必要であり，矯正力が直接加わる歯根膜と歯肉との間に健全な歯肉線維が存在する環境を整えることが目標となる．どうしても歯周ポケットが残存する場合は，来院頻度を多くして歯肉縁下プラークを排除することに努めなければならない[9]．

矯正治療中～さまざまな問題点への対応～

1 矯正治療のリスクを軽減

　矯正治療によって歯が移動し，歯列不正が改善されると審美性が改善されるだけではなく，日々のホームケア（ブラッシング）の効果が向上する．それに伴い，う蝕や歯周病のリスクが軽減し，歯周組織の健康も改善する．また，患者は抱いていた審美性や食事のしにくさなどのコンプレックスから解放されるというメリットがある．一方，成人に対する矯正治療では，歯肉の炎症，歯肉退縮が生じ，それに伴い知覚過敏や根面う蝕が発生する症例も見受けられる．しかし，これらのリスクは口腔内の衛生状態を良好に保つことによって軽減できることも多い．一方，歯に過大な矯正力が加わると，歯根吸収が起こる可能性があり，自発痛，長引く咬合痛，歯の動揺などを注意深く観察することが大切である．

2 矯正治療中は患者との信頼関係を築き直すチャンス

　成人における矯正治療は口腔内に対する関心が高くなっていることが多いため，それまでの歯周基本治療でプラークコントロールが定着しにくかった患者にとっては，再び自身の口腔内を見直す良い機会でもある．このチャンスを見逃さず，歯科衛生士は患者との信頼関係を築き直すようにしたい．また，治療中はモチベーションの浮き沈みを口腔内のみならず会話からも察知し，落ち込みすぎないよう細かな配慮が歯科衛生士には求められる．

3 矯正治療中の歯周組織の管理

　歯の移動中の歯周組織の管理については，①来院数を増やして口腔清掃を徹底し，歯周組織検査を併用する，②歯を揺ぶるような力が加わらないように配慮することが重要である．

（1）矯正治療中の歯周組織検査

　ブラケットやワイヤーが装着されていると，上手くプラークコントロールができているかの判断を患者自身が行うのは容易ではない．そのため，ホームケアが難しい細かい部位のプラークや歯肉の状態を歯科衛生士が的確に判断し，サポートする必要がある．プロービングについては，矯正装置の装着によってスムースにできないこともあるが，歯周病の進行などを把握するためには必要であり，注意深くそして正確に行いたい（図

CHAPTER 1 矯正治療における歯科衛生士の関わり

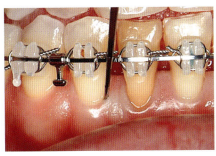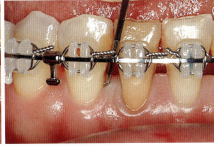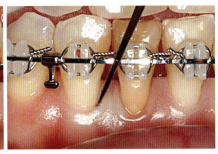

図1 矯正治療中のプロービング
ワイヤーが装着されている場合，近遠心のブラッシングが行いにくくなるため，歯周病に罹患したり，再発したりすることもある．そのため，プロービングをていねいに行うことが気づきの第一歩となる．ただし，ワイヤーが装着された状態ではプロービングも行いにくいため，深くなったポケットを見逃してしまうことがないよう，ワイヤーの外側と内側からプローブを入れて測定したり，プローブを少し斜めに傾けたりするなどいろいろな方向から測定する必要がある

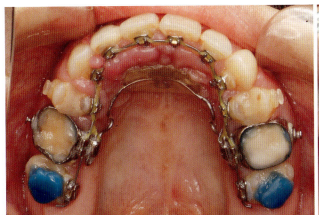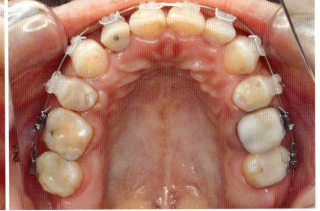

図2 舌側矯正治療中に歯肉の炎症が著明となり，治療途中から唇側矯正治療に切り替えた症例．唇側矯正装置と舌側矯正装置の違いがよくわかる

1)．なお，矯正歯科医のチェックアップではワイヤーを外すことが多く，その場合はプロービングなどよる歯周組織の状態把握，プロフェッショナルケアなどが行いやすくなる．また，う蝕なども含めて気になる部位があればX線写真などを撮影して確認することも重要である．

(2) 唇側矯正装置と舌側矯正装置

　成人の矯正治療においては，審美性に対する意識が高いため，舌側矯正治療を選択する患者も多い．舌側矯正用ブラケットは，咬合関係や臨床歯冠が短いことから歯肉に近い位置に装着されること，ブラケット間距離が短いことなどから，唇側矯正装置に比べてブラッシングが非常に難しく，歯肉の炎症を起こしやすい（図2）．

　近年，コンピューター解析技術を駆使して個々の患者の歯に併せて鋳造作製した舌側矯正用ブラケットが開発された．本装置は可能な限り薄く設計されており，従来の舌側矯正用ブラケットに比べてプラークの付着が少ない（Case 2）．

第III編 ケア編

CASE 2 矯正治療中の歯周ケア

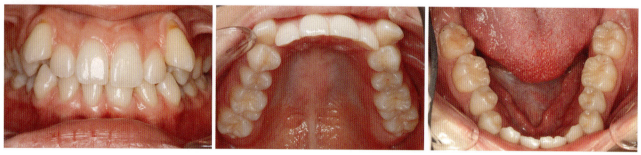

2-1〜2-3 初診時，20歳の女性．3|3 が低位唇側転位しており，う蝕の治療と全顎クリーニングを行ってから，矯正治療を開始

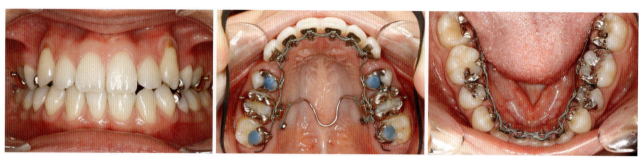

2-4〜2-6 患者の希望により舌側矯正治療を選択．上顎にはトランスパラタルバーや歯科矯正用アンカースクリューも装着されているため，プラークコントロールは困難と思われたが，患者の歯に適合した鋳造型の薄いブラケット，ていねいなブラッシング指導，さらに患者の器用さとまめな性格から，衛生状態は比較的良好である

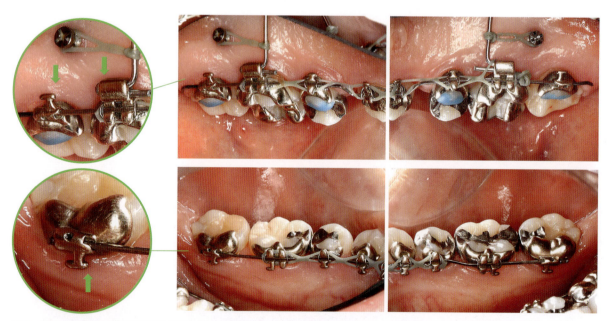

2-7〜12 一方で，歯肉に装置が接している部位や，歯肉が増殖しブラケットに接触しているのが認められる（矢印）．これらの部位にはプラークやBOPはなく，仮性ポケット様になっていると思われる．プラークコントロールのレベルが低下すると，このような状態から歯肉に炎症が生じて歯周炎を継発するので，注意が必要である

CHAPTER 1 矯正治療における歯科衛生士の関わり

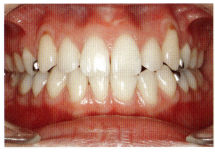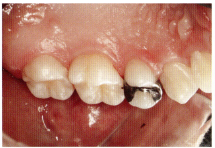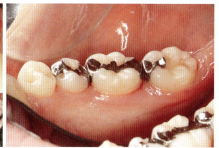

2-13～2-15 術後．仕事が忙しく月一回のクリーニングにもなかなか来院できなかったが，もともとプラークコントロールが上手であったため，大きな問題を生じることはなかった．しかし，矯正治療の最後のほうはプラークコントロールが多少低下したため，歯肉の発赤・腫脹が認められる．装置が外れて磨きやすくなったため，細かい部分も注意深く磨くように伝え，それに伴い歯ブラシの種類も変更している

（3）矯正治療中のプロフェッショナルケア

通常のPMTCや超音波器具による清掃だけでは，ブラケット周囲，歯間部のプラークや歯石をすべて除去することは難しい．筆者はあまり超音波スケーラー等を使用しないが，用いた場合は必ず最後に手用スケーラーを用いて歯面全体を確認しながら，超音波スケーラー等で除去できなかったプラークや歯石を除去するようにしている．また，このように手用スケーラーでプラークが落ちにくい部位とともに，プラークの硬さ・量を確認しながらプロフェッショナルケアを行うことで，どのくらいの期間そこにプラークが付着していたのかを推測することができる．プラークの確認に染め出しを行うのも一つの方法ではあるが，ホームケアの際に患者が染め出すことはあまりないと思われる．したがって，来院時に口腔内のどこにプラークが付着しやすいかを患者と一緒に確認し，どのようにすれば落としやすいかを伝えるべきだと考えている．

患者との会話の際，プラークコントロールをただの歯ブラシと考えず，疾患を予防する行為であることを念頭に置くと，プラークコントロールの重要性，注意事項，歯肉の炎症，出血についても説明がしやすくなる．また，そうすることで患者の理解も得られ，歯周組織の回復や健康の維持につながる．そして，患者に「なぜ行うべきなのか」「なぜ炎症が起きるのか」を説明することが，モチベーションの向上や維持にとって大切なことだと考えている．ただの歯ブラシ屋さんにならないためにも，疾患の成り立ち，一本一本の歯の特徴を頭にいれて臨床を行うことが大切である．

（4）清掃用具の見直し

矯正治療中は，矯正装置だけでなく，歯の移動などに伴い，口腔内の清掃性も変化してくる．そのため，ホームケアに用いる清掃用具はプラークコントロールの状態，患者の使用感などをもとに，来院ごとに見直す必要がある．その際，もともとプラークコントロールがよいのか悪いのかも考慮し，歯ブラシなどをこまめに変更して磨きやすい環境を作ったほうがよいのか，それとも1種類の歯ブラシで磨き方を検討したほうがよいのかを，患者ごとによく観察して見極めることが大切である（図3，4）．

清掃用具を変更する場合は，チェアサイドで患者に実際に使用してもらい，プラークが除去できているかを確認する．除去できていない部位については，清掃用具の種類の再検討，もしくは毛先の向きや動かし方，動かす回数，磨く時間などを検討する必要がある．

第Ⅲ編　ケア編

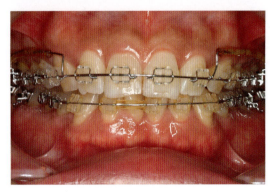

もともとプラークコントロールにムラがあったため，歯ブラシの特徴と磨ける範囲を説明し，またプラークコントロールの重要性を再認識してもらった

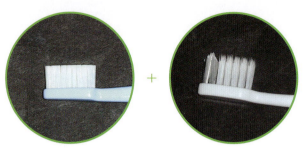

①これまで使用していた平切りの歯ブラシとフロスでどこまで磨けるかを試してみたが，ブラケット周囲にプラークが残りやすいため，毛先が細いタイプの歯ブラシをブラケット周囲に用い，舌側や歯頚部付近はそのまま平切りのブラシを使用してもらった

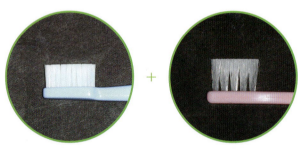

②毛先が細いタイプの歯ブラシはブラケット周囲が落ちにくい気がするとのことで，つまようじ型の歯ブラシを応用してもらう

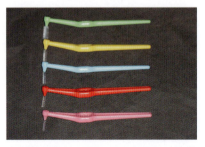

③歯間が開いてきたこともあり，歯間ブラシが入るところは使用してもらい，また歯間部のスペースに応じて太さを変更してもらった

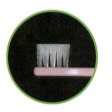

または

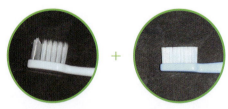

④忙しい日中などはつまようじ型の歯ブラシだけ，ゆっくり磨ける時は毛先の細い歯ブラシと平切りの歯ブラシを使用したいとのことで，磨けるタイミングで歯ブラシの種類を変えるようになった．平切りの歯ブラシは硬さを「柔らかめ」に変更している

図3　矯正中の清掃用具の変更例1

CHAPTER 1 矯正治療における歯科衛生士の関わり

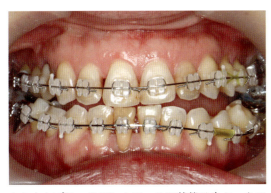

もともとプラークコントロールの状態は良かったこと，過去に矯正治療を行ったことがあるため，再矯正治療がはじまる際も簡単な説明しか行わなかった

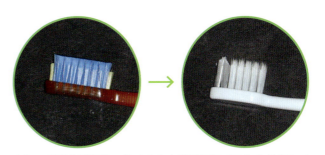

当初は矯正歯科医院で勧められた矯正用歯ブラシを使用していたが，磨けているかわからないとのこと．BOP はなかったが，プラークが多少残っていたため，毛先の細いブラシを勧めて使用してもらった．使用感だけでなく，プラークコントロールの状態も良くなったことから，その後も矯正治療が終了するまで継続して使用してもらった

図4　矯正中の清掃用具の変更例2

矯正治療後

　矯正治療によって歯周組織が再生する場合もあるが，矯正装置によりプラークコントロールが難しくなり，炎症を惹起して歯周ポケットを形成することもある．したがって，矯正治療後は歯周組織検査を行い，歯周組織の状態を把握する必要がある．また，矯正治療後に特有の確認事項もあるので，以下に記載する．

1 ホームケアのモチベーション低下を防止

　ホームケアについても，治療後は装置が外れたことや，歯列不正が改善されたことで，プラークコントロールは格段に行いやすく，その安心や喜びから患者はホームケアについて気を抜きがちになる．こういう時こそ，歯科衛生士は気を引き締めて，ホームケアに対する患者のモチベーションを高めるように努めるべきである．

2 矯正治療後の確認

(1) 接着材の取り残し

　矯正装置が外れた後に気をつけなければならないことの一つとして，装置が装着されていた歯における接着材の取り残しがある（図5）．接着材は装着されていた歯面だけではなく，歯肉辺縁に接している場合や歯肉縁下に入り込んでいる場合もあり，それらが原因で歯肉に炎症を引き起こすこともある．医原性の疾患を引き起こさないためにも，しっかりと診査を行い，取り残しがある場合は確実に除去する．

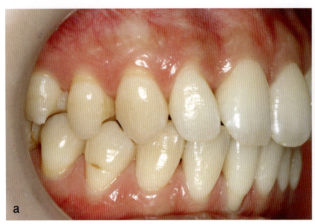
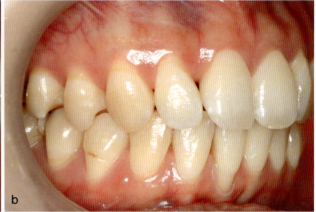

図5 矯正装置を外した後に接着材の取り残しがあると，プラークリテンションファクターとなり，歯肉の炎症を惹起するので注意が必要である．a：除去前．b：除去後，歯肉の炎症が消退していることがわかる

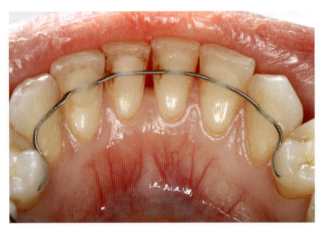
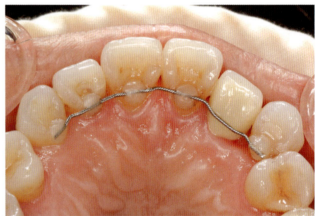

図6 ワイヤーが歯頸部から離れていたり，歯間が開いていると，通常の歯ブラシや歯間ブラシでも磨くことができるため，多くの清掃用具を使い分ける必要はあまりない

図7 咬合の関係で上顎に多くみられるが，歯頸部付近にワイヤーがあると，通常使用している歯ブラシのほかに，ワンタフトブラシや毛先が細い歯ブラシなどを用いて，歯頸部とワイヤーの間にブラシを入り込ませてプラークを除去する必要があることが多い

（2）ディスキング部位の確認

矯正治療では矯正スペースを確保するためにディスキングを行うことがあるが，ディスキング後の研磨が上手く行われていない症例も散見される．その場合，粗造な歯面にプラークが付着しやすく，また付着すると除去しにくいため，う蝕に罹患したり，歯石がつきやすくなる．ディスキングされた隣接面が確実に研磨されているかをフロスなどで確認する必要がある．

（3）ワイヤー固定部位のプラークコントロール

矯正治療後，歯の後戻りを防止するため，一部の歯をワイヤーで固定することがあるが，ワイヤーによりプラークコントロールが困難となることがあるため，定期検診時にその部位をよく観察する必要がある．他の部位よりプラークや歯石がつきやすい状態であれば，プラークコントロールを見直す必要がある（図6〜8）．

CHAPTER 1 矯正治療における歯科衛生士の関わり

図8 ワイヤー固定によるプラークコントロールの障害
a, b：舌側にのみプラークが付着している．c, d：プラーク除去後．舌側のワイヤー固定がプラークコントロールを困難にしていたものと思われる

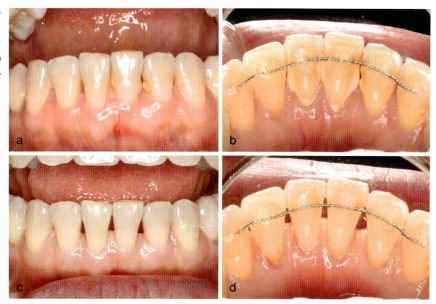

まとめ

　矯正治療は，患者の咬合，予防，審美といった問題を高い次元で解決することが可能であり，歯科臨床の幅を広げる技術であることに間違いない．しかし，他の治療とは異なり，複雑な装置が口腔内に固定され，歯が移動することで口腔内の環境が日々変化し，その状況に応じて清掃方法を修正する必要がある．よりよい治療結果を得るためには，①矯正治療前にう蝕，歯周病といった疾患をしっかり治癒させること，②これらの疾患の再発予防について患者にしっかりと理解・実行してもらうこと，③矯正治療中の口腔内の衛生状態をしっかりと維持できる通院環境を整えること，などがあげられる．また，矯正治療終了後も定期的な咬合状態の確認や歯の後戻りなどによる口腔内の変化を注意深く見守っていく必要がある．

文　献

1) Proffit WR. Malooclusion and dentofacial deformity in contemporary society. In：Contemporary Orthodontics. Proffit WR et al eds. 5th ed, Elsevier, 2013：2-18.
2) Proffit WR, Sarver DM. Special considerations in treatment for adults. In：Contemporary Orthodontics. Proffit WR et al eds. 5th ed, Elsevier, 2013：623-684.
3) 日本歯周病学会 編．歯周治療の指針2015．日本歯周病学会，2015．
4) 北川原健 編著．Dental Clinical Series BASIC Periodontics．医歯薬出版，1999．
5) 下野正基．新編治癒の病理 臨床の疑問に基礎が答える．医歯薬出版，2011．
6) 井出吉信，阿部伸一，小林明子 編著．デンタルハイジーン別冊 臨床に活かす！歯と口腔のビジュアルガイド．医歯薬出版，2007．
7) 日本歯科保存学会 編．う蝕治療ガイドライン．第2版，日本歯科保存学会，2015．
8) 加藤　熈．臨床家のための歯周病患者の局所矯正治療．医歯薬出版，2007．

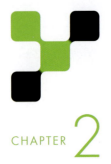

CHAPTER 2 歯肉の変化への対応

山岸貴美恵　KIMIE YAMAGISHI

長野県・谷口歯科医院

　歯槽骨は力の影響を大きく受けて変化するが，歯肉もまた歯槽骨と違った形で力の影響を受ける．矯正治療による力，歯ぎしりや噛みしめ等の過度な力，ブラッシングの強い力などにより，歯肉が部分的に退縮している状態を臨床ではよく目にし，それらは薄い歯肉において顕著であるように思える．部分的に退縮している部位においては，その後の力のコントロールにより，回復する方向へと変化する可能性がある．歯肉は強いブラッシングで傷になりやすいなどデリケートな組織ではあるが，適度な力の連続によって，より強固な状態へと変化する．ただし，そのような歯肉の変化の前提には"炎症の改善"がある．歯肉の炎症を改善したうえでの歯肉の回復であり，歯周ポケットを改善したうえでの鍛えられた歯肉である．そこで本章では，まず当院における歯周基本治療について述べた後，適度な力の連続による歯肉の変化について解説したい．

歯周基本治療

　歯周治療はプラークコントロールが主役であることから，患者による歯肉縁上のブラッシングと，歯科衛生士による歯肉縁下のルートプレーニングが主体となる．当医院では歯科衛生士は担当制であり，担当の歯科衛生士がOHI（Oral Health Instruction）の計画を立て，ブラッシングおよび食生活のアドバイス，SRPを進めていく．初診で患者が来院されてからの治療の流れは，概ね図1のとおりである．

　当医院では"できるだけ歯周基本治療で歯周病を改善させること"を目標にして取り組んでおり，歯周病をできるだけ歯周基本治療で改善させることは，患者への侵襲が少ない治療へとつながると考えている（Case 1）．そして，ブラッシングを通じて"自分で治す"という意識を患者にもってもらえれば，プラークコントロールへの意識も高まる．患者に歯肉の変化を体験してもらい，それが生活習慣の変化によって獲得できたことを理解してもらえれば，その後の矯正治療やメインテナンスにおいても良好な状態が継続できるのではないだろうか．

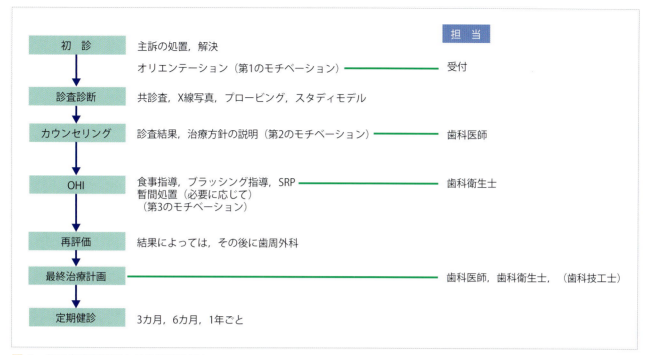

図1 谷口歯科医院における治療の流れ
第1のモチベーションであるオリエンテーションでは，かかりつけ医として，快適な食生活が生涯送れるように口腔内全体を検査し，その結果と治療計画を説明してから診療していること，定期健診などについて説明している．また，第2のモチベーションである治療計画等の説明では，単なる現状説明と治療方法の提示ではなく，患者が"自分で治す"という気持ちと覚悟をもってもらえるような話をするように心がけている．また，第3のモチベーションであるOHIでは，歯科医師のカウンセリングに対する患者の理解や気持ちを確認しつつ，その患者に合った具体的な方法の提示や変化の確認を行っていく．改善していく様子を患者とともに喜ぶことができるようなOHIを目指している

CASE 1　重度歯周炎を歯周基本治療により改善した症例

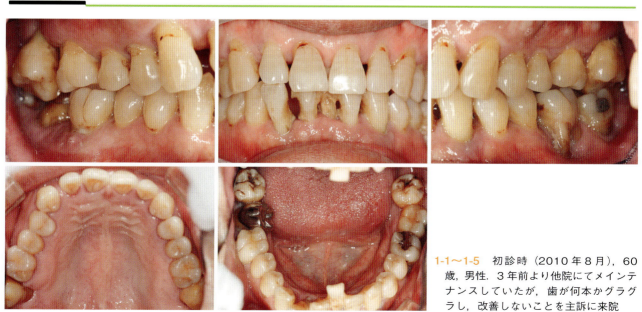

1-1〜1-5　初診時（2010年8月），60歳，男性．3年前より他院にてメインテナンスしていたが，歯が何本かグラグラし，改善しないことを主訴に来院

第Ⅲ編 ケア編

1-6, 1-7 初診時のX線写真とペリオチャート．下顎前歯，大臼歯など複数歯に動揺が認められ，全顎にわたって深い歯周ポケットが存在し，歯肉縁下歯石が沈着している．著しい歯肉の発赤・腫脹は認められず，歯肉は線維状を呈している．全身状態は良好で，喫煙歴もない．7|7，8〜6|6〜8 は保存不可能とし，抜歯を予定

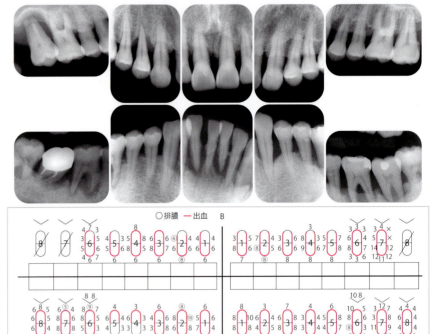

1-8 OHIの内容
担当歯科医師のカウンセリングの後，担当歯科衛生士よりOHIを行った

- ブラッシングについては，初診時に電動歯ブラシを使用しており，歯間部のプラークが十分落とせていなかったため，手用の歯ブラシに代え，1日1回長くしっかりと磨くように伝えた．この後，患者は夜に30分間のブラッシングを行っている．また食生活には大きな問題はなく，間食や飲み物に関してのアドバイスを行った

- ルートプレーニングは4回に分けて実施した．ルートプレーニングは基本的に麻酔をせず，できるだけ短期間に"1歯を1回で"を目標にしている

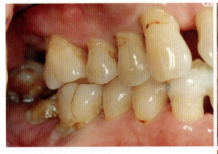
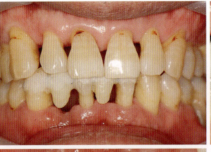
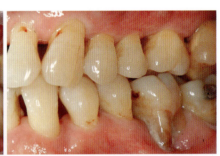
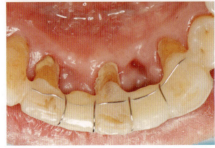

1-9〜1-12 再評価時．全顎のルートプレーニング終了後，約1カ月で再評価を行った．歯周ポケットの改善が認められる．プロービング時の出血はほとんどなく，歯肉の色も健全な状態に変化している

CHAPTER 2 歯肉の変化への対応

1-13, 1-14 再評価時のX線写真とペリオチャート．再評価時に何カ所かポケットが残ったため，それらの部位については再度のルートプレーニングを実施した．また下顎前歯舌側には新たな歯石の沈着を認めたため，舌側のブラッシング回数を増やすことを提案した．X線写真は根面の状況を確認するため撮影している．|4 には歯石が沈着していた

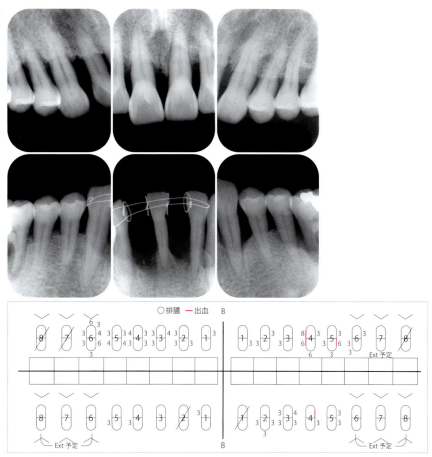

1-15 最終治療前の再評価（初診より7カ月）．抜歯予定だった 6| は保存することとし，ルートプレーニングを行った

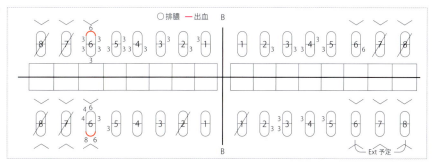

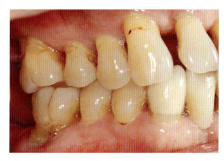

1-16 その後，歯周組織の安定を確認し，補綴処置へと移行した

第Ⅲ編 ケア編

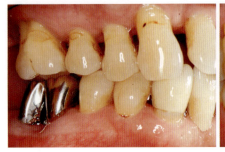

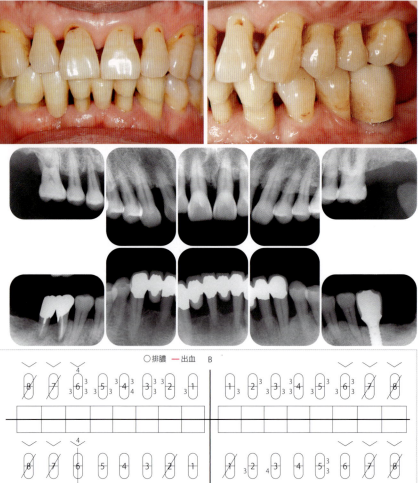

1-17〜1-21 SPT移行時（2012年7月）．患者は夜30分間のブラッシングを続けており，プラークコントロールは良好で，根分岐部以外のポケットの改善も認められたことからSPTへ移行した．6̄の根分岐部には歯間ブラシを使用している．X線写真では，上顎右側，下顎前歯などに歯槽骨の変化がみられる

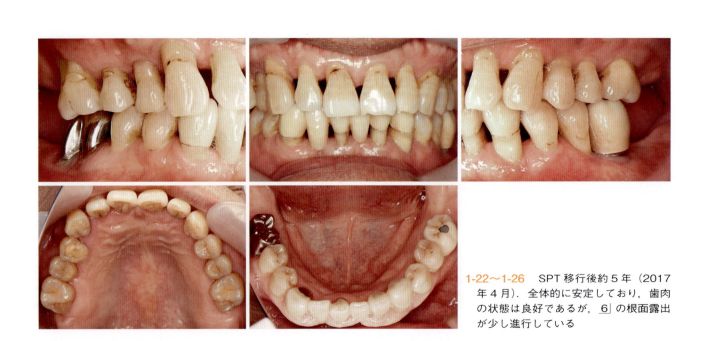

1-22〜1-26 SPT移行後約5年（2017年4月）．全体的に安定しており，歯肉の状態は良好であるが，6̄の根面露出が少し進行している

CHAPTER 2 歯肉の変化への対応

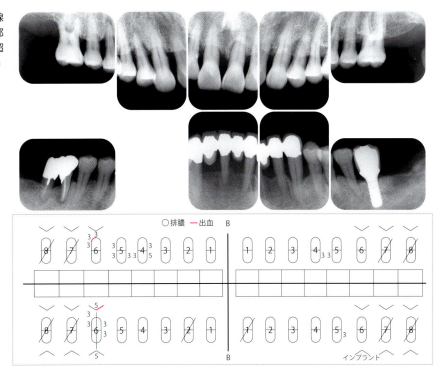

1-27, 1-28 SPT移行後約5年のX線写真とペリオチャート．6|の根分岐部にはポケットが残存しているため，超音波スケーラーでの洗浄を行っている

力のかかり具合による歯肉の変化

　臨床では，犬歯などの辺縁歯肉がフェストゥーン状に肥厚している状態をよく目にする．これは強い咬合力などの力に対し，歯肉の退縮を防ごうとする生体の防御反応ではないかと考えている．つまり，その部位には"常に力がかかっている"のである．私たちの手足でも，常に擦過されたり，力がかかる部位（肘，膝，踵）の皮膚はほかに比べて厚みを増している．

　そこで，薄い辺縁歯肉に歯ブラシで力を加え続けることで，フェストゥーンをつくれないかと考えてみた．すなわち，擦過傷にはならないほどの力をコンスタントに加え続ければ，その部位の歯肉は少しずつ肥厚していくと考え，患者とともにブラッシングでの歯肉退縮の改善に挑戦した（Case 2）．歯肉は力に対して驚くほど敏感に反応することがわかる．

147

CASE 2　部分的に歯肉退縮した部位をブラッシングでコントロールした症例

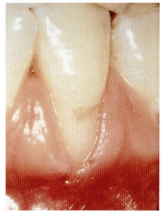
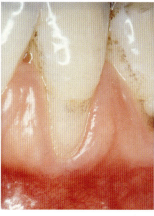

2-1　初診時（1980年8月），30歳，女性．かなり強い歯ぎしりがあり，開口困難を主訴に来院．⌈3の唇側歯肉は退縮し，傷ができていた．ブラッシングの力も強かったので，安静にするため，辺縁歯肉には歯ブラシを当てないように指示し，傷の治りを待つ

2-2　約2週間後（1980年9月）．傷は治癒したが，歯肉に沿ってプラークが付着してきたので，プラークを除去できる程度の力で歯ブラシを当ててもらう．付着歯肉がほとんどないため，辺縁歯肉に厚み（フェストゥーン）をつくることを目標に，毎日少しずつ歯ブラシで歯肉を擦るように指示．使用した歯ブラシはごく普通の硬さのもの

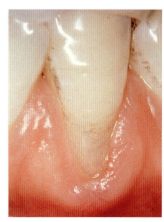
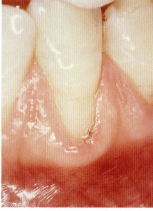

2-3　約2カ月後（1980年11月）．辺縁歯肉が肥厚してきたので，歯ブラシの力を弱めてもらい，ほうきで掃くような磨き方を指示．歯ブラシは同じものを使用

2-4　約6カ月後（1981年2月）．少しモチベーションが下がったため，歯ブラシの当たり方にムラがでてきた．辺縁歯肉に毛先が当たったり，当たらなかったりで，傷と炎症が混在した状態である．弱い力で擦るようなブラッシングを毎日続けるように指示

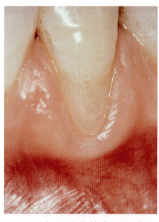
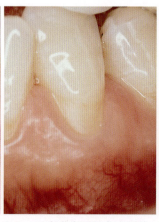
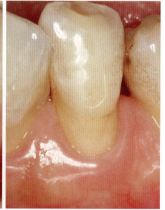

2-5　1年6カ月後（1982年3月）．辺縁の肥厚は滑らかな状態に変化してきた．ブラッシング時の力の入れ具合にも慣れ，コンスタントなブラッシングが行えている

2-6　10年後（1990年10月）．⌈3については特に意識せずブラッシングを行っている．初診時に比べて退縮は改善し，辺縁の肥厚もなくなった．なお，開口障害も改善している

2-7　30年後（2010年10月）．全体的に歯肉退縮は認められるが，自然な形態を保っている．普段のブラッシングで，この部位だけを意識することはない

CHAPTER 2 歯肉の変化への対応

CASE 3　歯周治療と矯正治療を同時進行で行った症例

（矯正治療の詳細については第Ⅱ編 Chapter 4 の Case 3 を参照）

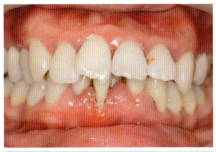
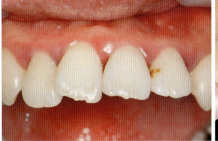
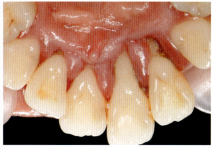
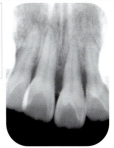

3-1〜3-5　初診時（2014年3月），26歳，女性．歯並びを治したいという主訴で来院．歯肉の炎症が強く，歯周ポケットも深いため，矯正治療の前に歯周治療が必要であることを伝え，ブラッシングとルートプレーニングを開始した．毛足の長い歯ブラシを使用して歯間部のプラークコントロールを行い，退縮の著しい ｜1 2 の口蓋側については軽く擦る磨き方を指導

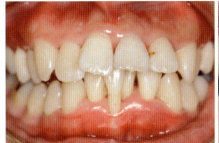
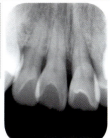
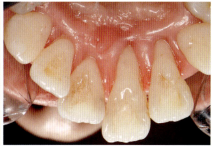

3-6〜3-10　1回目の再評価時（2014年8月）．口蓋側の歯肉は厚みがあり，変化が遅いので歯ブラシの力を強めていく．この後に行う矯正治療で歯が移動するのに伴い，｜1 2 の歯肉は歯根を被うように回復していくと考えられ，ブラッシングでそれを妨げないよう毛先の向きに注意するよう指導を行う

矯正治療中の歯肉に配慮したブラッシング

　当院では本格的な矯正治療は行っていないが，矯正中あるいは矯正治療終了後に歯肉が退縮している患者を目にすることがある．矯正治療中はブラッシングも難しく，プラークを除去するだけで精一杯であり，歯肉の形態にまで配慮できないことが多い．どのようなブラッシングをしたら，きれいにプラークコントロールできるかということと同時に，歯肉にも配慮し，少なくともブラッシングで歯肉を傷つけたり，退縮させることがないような方法をアドバイスする必要がある．基本的に歯ブラシの毛先は歯肉に向けないようにする．また，補助清掃用具が有効な場合はその指導も行う（Case 3）．

― 第 III 編　ケア編

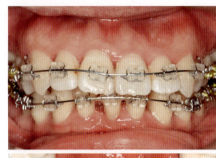
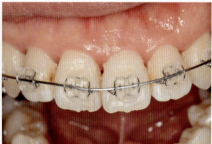
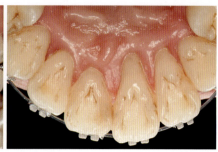
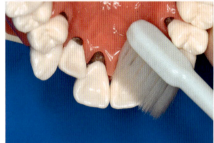
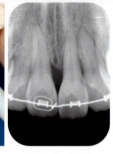

3-11〜3-15　初診より約 2 年後（2016 年 3 月），矯正治療が終盤．歯肉の炎症はほぼ改善しているが，口蓋側の歯肉にはいまだ肥厚がみられるため，タイトな状態にするためと辺縁をもう少し回復させるため，歯ブラシの向きを確認し，さらに力を入れるように指導する

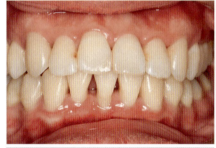
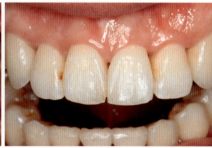
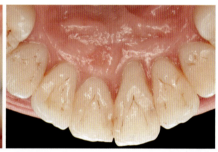
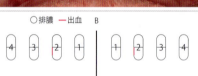

3-16〜3-18　初診より 3 年 5 カ月（2017 年 8 月）．|1 2 の口蓋側歯肉は初診時に比べて回復している．歯ブラシは毛足の長いものから 2 mm 短い硬めのものに変更している

歯肉退縮した部位へのブラッシング

　歯肉に対するブラッシングの力を上手くコントロールすることで，退縮した歯肉を回復に導くことも可能である．特に 1 箇所のみの歯肉退縮においては，歯肉のハンモック効果が期待でき，回復の可能性が高くなる（Case 4）．歯ブラシの選択，力の入れ具合，毛先の向きなどを考え，その部位の歯肉に最も適切なブラッシングを見つけ，続けることが大切である．歯肉にとって負荷のないブラッシングであれば，歯肉は健康で自然な状態に変化するのではないだろうか．患者に今の歯肉の状態を正しく理解してもらい，自分自身でブラッシングをコントロールしていくことで，身体のもっている力（威力）を知ってもらうことができる．そして，それが患者の全身の健康観に繋がることを期待している（Case 5〜7）．

CHAPTER 2 歯肉の変化への対応

CASE 4　炎症の改善とともに辺縁歯肉が変化した症例

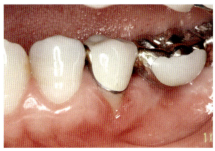
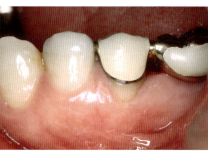
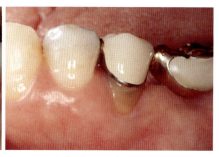

4-1　初診時（1988年3月），35歳，女性．強い歯ぎしりや噛みしめは認められないが，4 の頬側歯肉に退縮がみられ，歯ブラシが当たっていない．歯肉が薄いので，毛先が撓まない程度の弱い力で磨くように指示．使用している歯ブラシは普通の硬さのもの

4-2　3年後（1991年1月）．辺縁歯肉への歯ブラシの力は適切で，歯肉の形態は自然な状態である

4-3　19年後（2007年2月），16年ぶりに来院．歯肉の炎症はないが，16年前よりわずかに退縮している．円形のポイントブラシ（todo 7，オーラルケア）を使用して辺縁を磨き，歯肉に厚みをつけることを目標にした

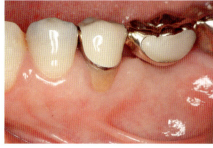
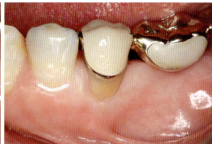

4-4　22年後（2010年8月）．歯ブラシの力を少し強める

4-5　24年後（2012年10月）．厚みが出て強固な歯肉に変化してきた

CASE 5　ブラキシズムとブラッシング圧をコントロールした症例

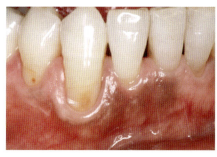
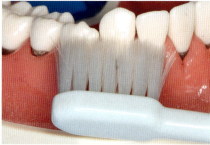

5-1　初診時（2000年5月），47歳，男性．ゴシゴシと強くブラッシングする習慣があり，歯肉は丈夫そうであるが，3 の歯肉は退縮し，歯根面が削れている．ブラキシズムも認められた

5-2　歯ブラシの毛の向きを歯冠側にし，歯肉には毛先が直接当たらないようにブラッシングしてもらう．さらに歯肉の上を軽く掃くようなブラッシングも加えてもらった

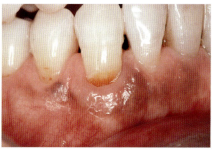
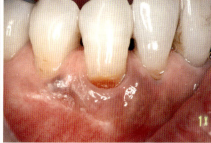

5-3　3年後（2003年7月）．辺縁歯肉は回復した．ブラキシズム対策として，オクルーザルスプリントを使用している

5-4　10年後（2010年5月）．ブラッシング方法は定着し，歯肉は同じ位置を保っている

第Ⅲ編 ケア編

CASE 6 炎症と傷が混在した症例

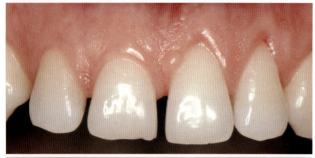

6-1　初診時（1994年8月），59歳，女性．1|が欠けたことを主訴に来院．強いブラキシズムがあると思われた．|1 2 の歯肉はクレフト状であるが，炎症も起きているため，歯ブラシを当てる必要がある．傷を悪化させないよう歯ブラシを縦に動かしてプラークを除去してもらう

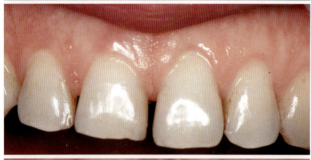

6-2　2年後（1996年7月）．ブラッシングが定着していないため，炎症と傷がある状態を繰り返してきた．辺縁への当たり方は弱いので，毛先を使って痛くない程度の力で擦るブラッシングを指示

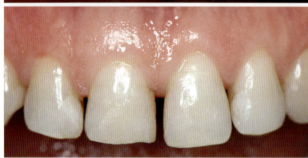

6-3　10年後（2004年10月）．力の入れ方は安定し，歯肉は傷も炎症もない良い状態である

CASE 7 歯肉表面を傷つけていた症例

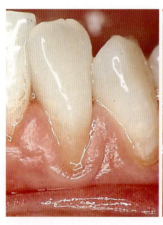 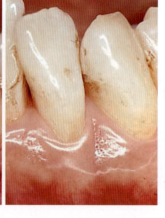

7-1　初診時（1999年2月），31歳，女性．神経質な性格で噛みしめ癖が認められた．強い炎症はないが，歯肉表面がゴツゴツしている．これは歯肉が力に抵抗している状態と考えられる．歯ブラシの毛先を歯肉に向けて，表面をつつくような方法で磨いていたため，毛先の向きを歯冠方向にし，歯肉を直撃しないよう気をつけてブラッシングしてもらう

7-2　5年後（2004年3月）．歯肉表面は滑らかになり，辺縁の退縮も改善している

CHAPTER 2 歯肉の変化への対応

まとめ

　矯正治療の有無にかかわらず，歯肉は常に力の影響を受けていると考えられる．患者の歯肉をよく観察し，小さな変化を見逃さないようにすることが大切であり，早期に発見できれば，その力が歯肉にとって適切なものなのか，改善すべきものなのかを考えることができる．そして，患者に現在の状況や今後の可能性を伝え，方法を一緒に考えることで，患者とのコミュニケーションがスムーズになり，信頼を得ることにもつながるものと考える．

　また，歯肉のプロである歯科衛生士としては「予測すること」がポイントであり，「何日くらいで，出血がなくなるだろう」「どのような力のかけ方をしたら，歯肉が変わるのか」など，自分なりの予測を立てることが大切である．観察と経験，そして熱意もプロとして必要であると考えている．

文　献

1）下野正基. やさしい治癒のしくみとはたらき. 医歯薬出版, 2013.
2）牧野　明. 歯周基本治療で治る！歯周基本治療で治す！ 医歯薬出版, 2013.
3）金子　至, 下野正基. 月刊『デンタルハイジーン』別冊　歯肉を読み解く. 医歯薬出版, 2014.
4）鷹岡竜一, 牧野　明 編. 月刊『歯界展望』別冊　根分岐部病変. 医歯薬出版, 2015.
5）谷口威夫, 山岸貴美恵. 6ミリ以上の歯周ポケットも改善できる8つの階段. デンタルダイヤモンド, 2016.

索 引

あ

圧下移動	38, 39, 43
圧迫側	33, 34, 38
アポトーシス	30
異物巨細胞	34, 35
永久変形	46, 47
炎症のコントロール	59, 62, 65, 68, 76, 90, 97
エンドトキシン	63, 100
応力ヒステリシス	48, 51, 54
オーステナイト相	47
オーバーインスツルメンテーション	62
オーバージェット	114, 118
オーバートリートメント	100

か

開咬	123
回転移動	38
解剖学的な隙間	78
仮骨期	71
荷重	45, 50, 54
矯正学的な歯の移動	33
矯正力	35, 44, 45, 54, 72, 93, 114
空隙歯列弓	108, 109, 118
傾斜移動	38
形状記憶	46, 50
外科的矯正治療	120
結合組織性付着	14, 26, 59
ゲーブルベンド	52
牽引側	33, 34, 38
抗菌療法	78, 82
咬合性外傷	68, 76, 92, 97, 117
恒常性維持機構	41
口唇閉鎖不全	117
剛性	46
咬耗	32
骨芽細胞	30, 34
骨細胞	30
骨のリモデリング	35, 42
コルチコトミー	75
根分岐部病変	76, 81, 94
根面被覆術	74, 83

さ

細菌検査	77, 81, 83
最適矯正力	37, 38, 44, 46, 72
細胞性セメント質	20, 63, 100
歯冠歯根比	44, 107
歯間離開	59
歯根膜	18, 29, 33, 44
歯根膜腔	92
歯周基本治療	76, 100, 142
歯周矯正治療	44, 54, 108
歯周組織再生療法	78, 82, 83
歯周病患者	43, 44, 46, 53, 72, 74
歯周病的診断	60, 76, 86
自然移動	65, 70, 92, 94
歯槽硬線	92
歯槽骨	33, 42
歯槽骨縁上歯肉組織	14
歯槽骨頂線	59, 92
歯体移動	38, 44, 52
至適矯正力	37
歯導帯	32
歯肉線維群	15
歯肉退縮	74, 83, 117, 118, 121, 124, 134, 147, 150
上顎前突	108, 115, 117
衝撃吸収能	50, 53, 72
硝子化	33
上皮性付着	14, 26, 59
除荷	45
歯列不正	65, 74, 88, 90, 101, 108
侵襲性歯周炎	74, 76, 80, 83, 88
振動減衰能	50, 53
垂直性骨欠損	59
ステンレススチールアーチワイヤー	44, 46, 53
生物学的幅径	39, 14
生理的移動	32
舌側矯正	135
接着材	139
セメント質	20, 63
穿下性吸収	34, 35, 36
叢生	108, 114, 117, 118, 123

た

多発性骨縁下欠損 ……………………… 78
たわみ ………………………………… 45
弾性限界 ……………………………… 45
超音波スケーラー …………… 64, 100, 137
超弾性 ………………………………… 47
超弾性型 Ni-Ti 合金ワイヤー
………………… 44, 46, 53, 72, 114, 124
直接性吸収 ………………………… 34, 35
挺出移動 ……………………………… 38
ディスキング ………………………… 139
動揺度 ………………………………… 76

は

破骨細胞 ………………………… 30, 34, 35
抜歯空隙 ……………………… 70, 115
抜歯創の治癒過程 …………………… 71
歯の病的移動 ……… 32, 59, 65, 68, 74, 92
歯の萌出 ………………………… 28, 30
ピエゾ式 ……………………………… 64
病的セメント質 ………………… 63, 102
フェストゥーン ………………… 68, 147
浮腫性 ………………………… 62, 95
不正咬合 …………………………… 108
付着歯肉 …………………………… 13
付着上皮 …………………………… 16
プラークコントロール
……… 43, 76, 108, 130, 133, 137, 140, 142, 149
ブラッシング ……… 134, 142, 144, 147, 149, 150
プロービング ………………… 16, 71, 76, 134

ま

マグネット式 ……………………… 64
マクロファージ …………………… 30
マルチブラケット ……… 44, 48, 111, 114
マルテンサイト相 ………………… 47
無細胞性セメント質 ………… 20, 63, 100
メインテナンス ……… 68, 70, 76, 103, 131
モチベーション ……… 108, 131, 134, 139

や

遊離歯肉 ……………………………… 12

ら

リバースカーブ ……………………… 52
臨床的移動様式 …………………… 38
ルートプレーニング
……………… 59, 62, 68, 100, 108, 142, 144
レベリング ……………… 44, 49, 111, 115
レベリングワイヤー ………… 45, 46, 53

わ

ワーキングワイヤー …………… 45, 50, 53

欧文

BOP …………………………… 76, 92
CEJ ……………………… 16, 38, 39
DAT 細胞 …………………………… 16
Periodontal hyper responder ……… 76

【編著者略歴】

下野　正基
- 1970年　東京歯科大学卒業
- 1973年　東京歯科大学講師
- 1974〜1976年　イタリア・ミラノ大学客員研究員
- 1976年　東京歯科大学助教授
- 1991年　東京歯科大学教授
- 2004年　東京歯科大学歯科衛生士専門学校校長（兼任）
- 2011年　東京歯科大学名誉教授

大坪　邦彦
- 1987年　日本歯科大学歯学部卒業
  東京医科歯科大学歯学部歯科矯正学第一講座入局
- 2001年　東京医科歯科大学大学院医歯学総合研究科咬合機能矯正学分野講師
- 2003年　大坪矯正歯科医院院長
- 2007〜2010年　東京医科歯科大学歯学部客員臨床教授
- 2008年　公益社団法人日本矯正歯科学会専門医取得
- 2011年　日本歯科大学生命歯学部歯科矯正学講座非常勤講師
- 2013年　アメリカ Edward H Angle 矯正歯科学会正会員（East Component）

成人矯正に必須の歯周治療
適切な矯正歯科治療を行うために　　ISBN978-4-263-42273-1

2019年10月10日　第1版第1刷発行

編著者　下　野　正　基
　　　　大　坪　邦　彦
発行者　白　石　泰　夫
発行所　医歯薬出版株式会社
〒113-8612 東京都文京区本駒込1-7-10
TEL.（03）5395-7638（編集）・7630（販売）
FAX.（03）5395-7639（編集）・7633（販売）
https://www.ishiyaku.co.jp/
郵便振替番号　00190-5-13816

乱丁，落丁の際はお取り替えいたします　　印刷・三報社印刷／製本・榎本製本
Ⓒ Ishiyaku Publishers, Inc., 2019. Printed in Japan

本書の複製権・翻訳権・翻案権・上映権・譲渡権・貸与権・公衆送信権（送信可能化権を含む）・口述権は，医歯薬出版（株）が保有します．
本書を無断で複製する行為（コピー，スキャン，デジタルデータ化など）は，「私的使用のための複製」などの著作権法上の限られた例外を除き禁じられています．また私的使用に該当する場合であっても，請負業者等の第三者に依頼し上記の行為を行うことは違法となります．

JCOPY ＜出版者著作権管理機構　委託出版物＞
本書をコピーやスキャン等により複製される場合は，そのつど事前に出版者著作権管理機構（電話03-5244-5088，FAX 03-5244-5089，e-mail：info@jcopy.or.jp）の許諾を得てください．